INHALT

EINLEITUNG

Sie galt im ostasiatischen Raum als Königin aller Arzneimittel, als eine Wunderdroge, die nur den Allermächtigsten und Reichsten vorbehalten war. Wegen dieser Wurzel wurden Kriege geführt, unzählige Sammler ließen bei der Suche nach dem »grünen Gold« ihr Leben, Familien ruinierten sich, nur um etwas von der sagenumwobenen Substanz zu erwerben, die ein langes Leben, Jugendlichkeit und ewig anhaltende Potenz versprach. Jahrhundertelang wurde die Wurzel gegen Gold aufgewogen, über das meist nur Kaiser und Könige verfügten. Die einfachen Leute hatten keine Chance, in diesen Jungbrunnen einzutauchen.

Die Rede ist von einer kleinen, unscheinbaren Wurzel, die aufgrund ihrer menschenähnlichen Gestalt als »Jin Shen« – »Menschenwurzel« – in die Arzneimittelbücher Einzug hielt. Besser bekannt ist dieses Naturheilmittel, dem bis heute ein unvergleichbar hohes Wirkungsspektrum zugesprochen wird, als Panax ginseng. »Panax« kommt aus dem Altgriechischen und bedeutet »Allheilmittel«.

In der ostasiatischen Medizin spielt Ginseng seit 4000 bis 5000 Jahren eine entscheidende Rolle. Sein Wirkungsspektrum und die Vielfältigkeit der Indikationsgebiete

wurden erstmals im 5. Jahrhundert vor Christus im Pen-
tsao ching, dem Buch der Kräuter, von dem chinesischen
Arzt Shen Nung beschrieben. Er gilt als der Begründer der
traditionellen chinesischen Medizin. Hier wird der Ginseng als ein Heilmittel erwähnt, das nicht nur gezielt bei
bestimmten Erkrankungen eingesetzt werden kann; ein
zusätzlicher Vorteil besteht in seinen stark stimulierenden,
kräftigenden Eigenschaften, die auch vorbeugend genutzt
werden können. Ginseng wirkt also nicht nur bei Kranken
und bei Rekonvaleszenten, sondern erweist sich auch als
wirksames Mittel der Prophylaxe.

Der Ginseng galt aufgrund seines ungewöhnlichen Wir-
kungsspektrums und der ihm nachgesagten, alles heilen-
den Effekte von alters her als Wunderdroge, sein Ruf war
geradezu mythisch besetzt. Viele abenteuerliche Legenden ranken sich um die Suche nach der begehrten Wurzel, die nur in schwer zugänglichen Gebieten wuchs, und
es bedurfte ungeheurer Anstrengungen, um sie aufzu-
spüren. Ferner spielt sicher das völlig andere Denken des
ostasiatischen Kulturraumes eine Rolle. Die Auffassung
von Leben, Krankheit und Gesundheit spiegelt sich in
einer grundsätzlich anders orientierten Philosophie und
Religion wider, die mit westlichen Paradigmen und Vorstellungen kaum zu vereinbaren sind.

Ebenso unvereinbar scheinen die Ansichten zum Thema Ginseng. Entweder hört man die begeisterten Stim-
men jener, die ihre tägliche Ration nicht mehr missen
möchten, oder aber der Gebrauch der Wurzel wird als
Humbug und Scharlatanerie abgetan, oder der Ginseng
wird gar als esoterisches Alibikraut verteufelt.

In diesem Zusammenhang werden sich die Skeptiker allerdings immer schwerer tun, denn seit geraumer Zeit ist dieses traditionelle Arzneimittel in Ost und West Gegenstand ernstzunehmender Forschung. In zahlreichen Studien konnte belegt werden, mit welchen Substanzen und Inhaltsstoffen Ginseng wirkt.

Das zunehmende wissenschaftliche Interesse in Europa und Nordamerika läßt sich wohl auch auf den rapiden Anstieg bestimmter Zivilisationskrankheiten, wie Diabetes mellitus Typ II, koronare Herz-Kreislauf-Erkrankungen und Arteriosklerose, zurückführen. Hier macht sich ein längst fälliger Begriffswandel bemerkbar: Die Zahl derjenigen, die Wohlbefinden, geistige wie körperliche Spannkraft und Flexibilität als Ergebnisse vernünftiger Lebensführung begreifen, nimmt ständig zu. Unter vernünftiger Lebensführung versteht man immer mehr den klugen und bewußten Wechsel von Anstrengung und Entspannung, Beschleunigung und Langsamkeit, Genuß und Zurückhaltung, Lebensfreude und Vorsicht, Kommunikation und Rückzug. Nur so ist es dem einzelnen möglich, eine notwendige Balance zu finden. Dieser Wertewandel macht sich auch in der Auffassung von Gesundheit und Krankheit bemerkbar. Gesundheit ist dabei mehr als das bloße Fehlen einer Krankheit – ein Wissen, das den großen griechischen Ärzten längst bekannt war. So verstanden sie beispielsweise unter dem Begriff Diät (»diaita«) nicht etwa restriktive Ernährungsempfehlungen, sondern vielmehr eine gezielte Lebensführung, die Körper, Seele, Geist und Umwelt in Einklang zu bringen versuchte. Genau an dieses »holistische«, ganzheitliche, Konzept knüpft die moderne Medizin wieder an. Auch in der chinesischen Medi-

zin spielen viele dieser Elemente einer ganzheitlichen
Auffassung eine zentrale Rolle.

Auch aus der Sicht unseres institutionellen Gesund-
heitswesens wird künftig der Eigenverantwortlichkeit des
Patienten und dem Bereich der vorbeugenden Lebensführung, der Prophylaxe, eine ganz andere Bedeutung zukommen müssen als bisher.

Zudem scheint das Urvertrauen in die herrschende
Medizin erschüttert. Die kostenverschlingende Maschine-
rie einer High-Tech-Medizin, die Patienten benötigt, um
sich zu amortisieren, steht auf dem Prüfstand. Leisere und
vor allem individuellere Therapiekonzepte sind gefragt.

Deshalb wird derzeit in zunehmendem Maße insbesondere auf pflanzliche Arzneimittel zurückgegriffen, die sich
schon lange bewährt haben. Panax ginseng ist eines der
ältesten pflanzlichen Heilmittel. Infolge seines ungewöhnlichen Wirkmechanismus, der sich individuell dem jeweiligen Organismus anpaßt – man spricht von einer adaptogenen Wirkung –, gibt es zahllose Indikationsgebiete, wo
dieses natürliche, das Immunsystem stabilisierende Arzneimittel eingesetzt werden kann.

Idealisierte Wunderdroge oder hochwirksames Arzneimittel? Es ranken sich viele Fragen um Panax ginseng.
Einige davon können heute, belegt durch verschiedene
seriöse pharmakologische Studien, beantwortet werden.
Andere werden aus westlicher Sicht unbeantwortet bleiben müssen, da sie ein anderes kulturelles Verständnis vor-
aussetzen. Für die Ärzte aus der Schule der traditionellen
chinesischen Medizin bedarf es keiner wissenschaftlichen
Forschung als Beweis für Wirksamkeit. Praktische Erfahrung und ein anderes Verhältnis zur Gesundheit haben

Ginseng im ostasiatischen Raum zum begehrtesten Volksheilmittel gemacht. Inzwischen hält die Wurzel in ihren unterschiedlichen Darreichungsformen auch bei uns Einzug in die moderne Medizin und in die Arztpraxis. Immer mehr Mediziner weigern sich, traditionelle Heilmethoden grundsätzlich zu verteufeln. Die Forschung entdeckt zunehmend Möglichkeiten, alte Erfahrungen der Volksmedizin mit modernen Therapieformen zu verbinden. Dabei geht es derzeit nicht mehr um die Entscheidung zur Ausschließlichkeit, nicht um ein Entweder-Oder, nicht um »Alternativen« als Ersatz, sondern vielmehr um kompensatorische Strategien, um ein Sowohl-Als-auch, um ein gleichberechtigtes Nebeneinander. In diesem Zusammenhang hat Ginseng bei uns möglicherweise eine neue, vielleicht glänzende Karriere begonnen.

1

DIE GESCHICHTE DES GINSENG

Es gab einmal eine Zeit, da kannten die Menschen noch keinen Ginseng. Damals trug sich folgende Geschichte zu: Ein Lederwarenhändler und sein Lehrling zogen durch ein hohes, unwegsames Gebirge. In den dunklen Wäldern lauerten ihnen Räuber auf, die sie niederschlugen und ausraubten. Da nahte Rettung in Gestalt einer schönen jungen Frau, die sich als Ginsengfräulein zu erkennen gab, nachdem sie die beiden durch ihr eigenes Blut wieder zum Bewußtsein erweckt hatte. Sie schenkte ihnen etwas Geld, damit sie ihre Geschäfte weiterführen konnten. Die beiden ließen sich nieder, und das Ginsengfräulein kam oft, um zu helfen. Doch eines Sommers wurde der Meister plötzlich sehr krank. Er hatte heftiges Nasenbluten und verlor das Bewußtsein. Da kam das Ginsengfräulein und stach sich zum Erstaunen des Lehrlings mit einer silbernen Nadel in den Arm. Das Blut strich es auf ein Ginsengblatt, rollte dieses zusammen und wies den Lehrling an, es mit Wasser aufzubrühen und dem Meister einzuflößen. Dieser wurde auf der Stelle gesund. Da gab das Fräulein dem Lehrling zehn gerollte Blätter und trug ihm auf, damit andere Menschen zu heilen. Allerdings dürfe er die Medizin nur wirklich guten und redlichen Menschen geben.

Die Kunde von der Wundermedizin verbreitete sich schnell und kam auch einem Beamten des Kaisers zu Ohren. Dieser stellte sich krank, und so gelang es ihm, dem gutgläubigen Lehrling die geheimnisvollen Blätter abzuluchsen und sie dem Kaiser zu überbringen. Der erkannte sofort deren ungeheuren Nutzen und verlangte auch den Rest der Pflanze. Der Lehrling machte sich daraufhin auf die Suche nach dem Ginsengfräulein, konnte es aber nirgends mehr finden. Eines Nachts erschien es ihm im Traum und sagte ihm, es werde nie mehr wiederkommen, um ihm zu helfen, da er nicht auf seine Worte gehört habe. Von nun an durchstreifte der Lehrling unermüdlich die Gebirgswälder, um es wiederzufinden. Aber vergeblich. Mit den Jahren wurde er ein alter, bärtiger Mann.

Inzwischen hatte sich die Heilkraft der Pflanze bei den Menschen herumgesprochen, und viele brachen in die Wälder auf, um den alten Mann bei der Suche nach der wundersamen Wurzel zu begleiten. Eines Nachts schlugen die Sucher ihr Lager völlig erschöpft unter einer Koreakiefer auf. Da sahen sie plötzlich ein wunderschönes Mädchen auf sich zukommen. Es ging auf den inzwischen zum Greisen gewordenen Lehrling zu, legte ihm ein Ginsengblatt in den Mund und gab ihm Quellwasser zu trinken. Zum Erstaunen aller verjüngte er sich vor ihren Augen zu einem 20jährigen Mann.

Im ostasiatischen Raum, vorwiegend in Korea und in China, ist der Ginseng seit alters eine bewährte Medizin, um die sich zahllose Geschichten ranken. Wer diese Wurzel besaß, konnte sich glücklich schätzen. Regelmäßig angewandt, war sie nach allgemeinen Vorstellungen geradezu der Königsweg, um nicht nur zu unverwüstlicher Gesundheit, sondern auch zu Macht und Reichtum zu gelangen.

Zudem, so will es die Legende, brachte die geheimnisvolle Wurzel ihren Besitzer einem Traum näher, der so alt ist wie die Menschheit, dem Traum von Unsterblichkeit und ewiger Jugend.

Wann die Wurzel zum ersten Mal in die Hände von Menschen geriet, weiß niemand zu sagen. Die ersten schriftlichen Berichte stammen aus der Zeit der drei sagenumwobenen Kaiser der chinesischen Frühgeschichte. Mit ihren Namen verbindet man den Beginn der jahrtausendelangen Hochkultur des »Reichs der Mitte«. Kaiser Fu Hsi wird die Einführung des »I Ging« zugesprochen, des bis heute gebräuchlichen »Buches der Wandlungen«. Dieser Text der Weisheit beeinflußt das Denken Chinas bis heute. Kaiser Shen Nung, der auch den Beinamen »Himmlischer Gärtner« trug, lebte etwa 2500 Jahre vor unserer Zeit und galt als der Vater der Landwirtschaft und des Ackerbaus. Darüber hinaus soll er der Begründer der klassischen chinesischen Medizin sein. Ihm wird das erste umfassende Werk über die Heilkraft von Kräutern zugeschrieben: das Pen-tsao ching. Die Niederschrift seiner Beobachtungen und Erfahrungen im Umgang mit Heilpflanzen gilt bis heute als Grundlagenwerk der ostasiatischen Medizin. Unter anderem beschreibt Shen Nung die tonisierende, sprich stärkende Wirkung des Ginseng auf die fünf sogenannten Vollorgane, also auf Leber, Herz, Lunge, Milz und Niere.

Alle chinesischen Rezepturbücher stehen in seiner Nachfolge. Im Pen-tsao ching wird der Wertschätzung der außergewöhnlichen Effekte der Ginsengwurzel deutlich Ausdruck verliehen: »Sie beruhigt die Lebensgeister, harmonisiert die Seele, beseitigt Ängste und vertreibt die bösen Kräfte. Sie läßt die Augen erstrahlen, öffnet das Gemüt und klärt die Gedanken. Wird sie lange genug genommen, wird der Körper gekräftigt und so das Leben verlängert.«

Gegenstand des politischen Interesses wurde der Ginseng zu Zeiten des Kaisers Shi Huang Ti, der im Jahre 2000 vor Christus das Großreich China schuf. Er war auf der Suche nach einem Wundermittel, das seinen Thron vor Überfällen und Verschwörungen schützen sollte. Mit dieser Aufgabe betraute er seine Astrologen und Weisen, die ihm rieten, die Wirksamkeit bestimmter Heilpflanzen zu nutzen, insbesondere jener, die schon Shen Nung aufgelistet hatte. Shi Huang Ti rüstete mehrere Expeditionen aus, um die Wunderdroge aus dem benachbarten Korea herbeizuschaffen. Denn mit dem Glauben an das ewige Leben, das diese Wurzel verleihen sollte, verband er auch den Glauben an unumstößliche, unerschütterliche Macht. Ab diesem Zeitpunkt beginnt der unaufhaltsame Aufstieg des Ginseng an den kaiserlichen Höfen.

Eine erfolgreiche Suche zahlte sich für die Sammler aus: Sie hatten für den Rest ihrer Tage ausgesorgt, denn die Wurzel wurde mit Gold aufgewogen. Teilweise ersetzte sie sogar die damals als Zahlungsmittel gebräuchlichen

Edelmetalle. Ginseng wurde von jedem als Bezahlung akzeptiert. Seine ungeheure Wertschätzung läßt sich darauf zurückführen, daß er überaus schwer zu finden und zu bergen war. Er wuchs vorzugsweise in Höhenlagen zwischen 600 und 800 Metern in den schwer zugänglichen Bergregionen Ostasiens. Viele Sammler bezahlten die aufwendige Suche mit dem Leben. Nicht wenige wurden Opfer von Überfällen, weil sich zahlreiche Banden darauf spezialisierten, den Sammlern ihre Ginsengbeute wieder abzujagen. Seltener noch als Safran, Weihrauch oder Trüffel, gehört Ginseng zu den teuersten Pflanzen der Weltgeschichte. Und dies ist bis in die Gegenwart so geblieben.

Im Reich der Mitte war der Gebrauch von Ginseng Kaisern und ihren höchsten Würdenträgern vorbehalten, und dieses Privileg hielt sich über Jahrtausende. Zudem war das begehrte Lebenselixier für den einfachen Mann kaum erschwinglich, denn ein Gramm einer hochwertigen, wildwachsenden Ginsengwurzel – sie mußte mindestens sechs Jahre alt sein – war mehr wert als ein Gramm Gold und gut 250mal mehr als ein Gramm Silber. Daran hat sich einiges geändert. Aber auch heute noch kostet ein Kilogramm hochwertiger Ginsengwurzel umgerechnet an die 200 Mark. Und dabei handelt es sich um gezüchtete Pflanzen!

Seine Seltenheit und sein hoher Preis machten den Ginseng zu einem ungeheuer begehrten Objekt. Sein Ansehen stieg mit der Zeit immer weiter. Dies läßt sich aus den unzähligen Bezeichnungen und Namen schließen, die man ihm gab: »Menschenwurzel« etwa, womit man versuchte, seine bemerkenswerte Stellung zu benennen.

Unzählige Legenden erzählen große Dinge von der
»Wunderwurzel«. So wird Ginseng auch als »Königin
der Heilpflanzen« bezeichnet, als »Unsterblichkeitswur-
zel«, als »Pflanze des ewigen Lebens«, als »Kraut der
ewigen Jugend«, als »Zauberwurzel«. Sein Ruf wuchs ins
Phantastische.

11
DIE PHILOSOPHIE
DES GINSENG

m den Stellenwert des Ginseng zu verstehen, benötigt man eine gewisse Kenntnis von einer Kultur, die sich schon immer von westlichen Denkansätzen und Auffassungen unterschieden hat und die ein eigenes, in sich geschlossenes System bildet. Es ist noch nicht allzulange her, daß asiatische Ansätze auch im Westen auf fruchtbaren Boden zu fallen begannen. Eine mögliche Ursache dafür könnte sein, daß die hierzulande immer mehr um sich greifende Hektik eines ruhenden Gegenpols bedarf.

Bislang war die Auseinandersetzung mit fernöstlichem Kultur- und Gedankengut mit einem gewissen Hautgout behaftet und wurde von den scheinbar seriösen Kreisen als bloße Esoterik und somit als nicht ernstzunehmend abgetan. Dabei kann nicht unerwähnt bleiben, daß die Esoterik bei uns Assoziationen hervorruft, die sie in keinem positiven Licht erscheinen läßt.

Ursprünglich war sie allerdings im Mittelalter die einzige fundierte Wissenschaft, die der klerikalen Allmacht kritisch gegenüberstand. Da zu jener Zeit nur erlaubt war, was der damaligen Interpretation der christlichen Lehre nicht widersprach – und dies bestimmten einzig und allein

die führenden Köpfe der katholischen Kirche –, hatte sie
einen Stand, der dem von Geheimbünden und einer
Vielzahl von staats- und kirchenfeindlichen Organisa-
tionen um nichts nachstand. Die neuesten, mit klerikalem
Gedankengut nicht konformen Forschungsergebnisse
wurden aus Angst vor Intrigen und Verfolgungen sorgsam
geheimgehalten: Nicht selten bestraften die Inquisitoren
ihre Opfer mit dem Scheiterhaufen.

»Esoterik« kommt ethymologisch aus dem Altgriechischen und bedeutet nichts anderes als »innerlich«. Es
handelte sich dabei um ein Wissen, das nur für den
Gebrauch im »Inneren«, also innerhalb einer Gemeinde
oder Schule, bestimmt war. Esoteriker waren umfassend
gebildete Wissenschaftler, die in die Geheimnisse einer
bestimmten Lehre oder Schule eingeweiht waren. Diese
Bewegung, die ihren Ruf als Mysterienkult im Mittelalter
begründete, hat sich mit ihrer Lehre einen Stellenwert
erworben, der bis heute innerhalb der Philosophiege-
schichte unstrittig ist. Einer der prominentesten Vertreter
dieses Denkansatzes war sicher Meister Eckehart. Es war
ein System, das selbstbewußte Menschen forderte, die ihre
Stärke aus dem Wissen zogen, Bestandteil eines Kosmos
zu sein: Der Mensch lebt in Einheit mit einem göttlichen
Universalsystem und hebt damit die Spaltung zwischen
Subjekt und Objekt auf. Er wird zur Verkörperung eines
göttlichen Prinzips, und durch menschliches Handeln,
Fühlen und Denken manifestiert sich der göttliche Wille.
Es gab also im Mittelalter auch in der abendländischen
Kultur ein ganzheitliches System, gewissermaßen ein
zyklisches Weltbild, welches durchaus mit asiatischen
Denkansätzen vergleichbar ist. Nur war damals diese Auf-

fassung nicht mit den Vorgaben der Kirche zu vereinbaren und konnte nur in bestimmten eingeweihten Kreisen gelehrt werden.

Bedauerlicherweise assoziiert man mit Esoterik heute eher sektiererische Verstiegenheit und Realitätsferne, Pendeln bei Vollmond, Parapsychologie und Auraforschung – also nichts, für das sich rational denkende Menschen erwärmen könnten. Allerdings sollte man auch hier nicht das Kind mit dem Bade ausschütten.

Warum dieser Exkurs? Er soll belegen, daß es auch bei uns Ansätze gab, die einen Gesamtkosmos zugrunde legten, in dem jedes Lebewesen seinen festen Platz hatte – eine Auffassung, die in asiatischen Lehren bis heute zu finden ist. Aus diesem Zusammenhang erklärt sich auch die Rolle natürlicher Heilverfahren und ein vollständig anderes Verständnis von Gesundheit und Krankheit.

III
DIE ROLLE DES GINSENG IN DER OSTASIATISCHEN MEDIZIN

Lange Zeit blickte die westliche Welt mit großem Argwohn auf asiatische Denktraditionen. Fernöstliche Lehren wurden mit äußerster Skepsis betrachtet und nicht selten als Humbug abgetan.

Nicht anders erging es den dort gebräuchlichen Heilverfahren. Vom westlichen Standpunkt aus waren sie Quacksalberei und wurden oftmals mit Obskurantismus, Zauberei und Magie gleichgesetzt. Diese Arroganz und Ignoranz waren Resultat einer Überheblichkeit, die ihre Selbstgewißheit aus den unbestreitbaren Erfolgen westlicher Wissenschaft und Forschung bezog. Hat sich die allgemeine Lebenserwartung im Westen seit 1890 nicht verdoppelt? Lag die Lebenserwartung bei Frauen bis dahin bei durchschnittlich 40 Jahren, so liegt sie jetzt bei 80, bei den Männern stieg sie von 37 auf 74 Jahre. Seit dem Einsatz der westlichen Medizin steigt die Lebenserwartung auch in Asien (seit 1994 immerhin um durchschnittlich 25 Jahre), und auch in Afrika kann man Erfolge verbuchen. Dort hat sich die Lebenserwartung seit 1945 immerhin um 13 Jahre erhöht. Gegenüber solch glänzenden Ergebnissen schienen einzelne verblüffende Erfolge von Medizinmännern, Schamanen und »Barfußärzten« –

meist abgetan unter dem abfälligen Begriff der »Spontan-remission« – vernachlässigbar. Die unvoreingenommene Auseinandersetzung mit Neuem, Unbekanntem schien überflüssig.

Es ist noch nicht lange her, daß vorurteilslose Wissen-schaftler und Praktiker damit begannen, Verfahren und Heilmittel traditioneller Kulturen zu erforschen. Experi-mente und Erfahrungen seither zeigen, daß eine Kombi-nation aus westlichen Methoden und ostasiatischer Medi-zin hervorragende therapeutische Beiträge leisten kann.

Und je mehr sich Biologie und Psychologie von linea-ren Ursache-Wirkungs-Modellen entfernen und langsam damit beginnen, die komplexen Zusammenhänge körper-lich-seelischer Vorgänge etwa bei der Immunabwehr zu begreifen, desto mehr gewinnt das asiatische Denken an Prestige. Denn hier wurden die Lebensprozesse immer schon als Teil eines Ganzen betrachtet, dessen Komplexi-tät man zu ergründen versuchte.

Auch die Verwendung der Heilpflanzen wird von der traditionellen chinesischen Medizin in diesem ganzheitli-chen Verständnis betrieben. Die Begegnung eines Kran-ken mit einem Heilkraut umfaßt daher sehr unterschiedli-che Aspekte, die in unserer Schulmedizin erst gar nicht thematisiert werden. Ginseng ist dafür ein Paradebeispiel.

Um zu verstehen, warum nun die Ginsengwurzel eine solche Bedeutung erlangt hat, muß man einen Blick auf die Besonderheiten der fernöstlichen Medizin werfen, die tief verwurzelt ist mit den religiösen und philosophischen Vorstellungen dieses Kulturraumes.

Der Mensch ist danach aktiver wie passiver Teil einer Gesamtordnung oder eines Systems, auf das er durch alle seine Lebensäußerungen miteinwirkt, ebenso wie alle Bewegungen des Systems auf ihn zurückwirken. Mehr noch: die körperliche und geistige Organisation jedes einzelnen Menschen ist ein Abbild der kosmischen Gesamtordnung. Das Kleine entspricht in seiner Binnenstruktur dem Großen.

Jeder Organismus, und sei er noch so klein, ist Ausdruck jener Ordnung. Dieses Prinzip manifestierte sich im Taoismus, der chinesischen Volksreligion und Philosophie der berühmten Mönchsklöster, die auf Laotse zurückgeführt wird. »Tao« bedeutet »der Weg«, die »ewige Ordnung«.

In der chinesischen Philosophie ist das Universum aus drei Komponenten zusammengesetzt, aus dem Himmel, der Erde und dem Menschen. Jedes dieser Elemente hat sein eigenes Tao, seine eigene Ordnung. Die Vollkommenheit des Universums kann nur dann zustande kommen, wenn diese drei Komponenten in vollständiger Harmonie miteinander leben.

Doch am Ursprung aller Dinge gibt es zwei Prinzipien, das Yin und das Yang. Sie bestimmen die Wirklichkeit. Ursprünglich bezeichnete Yang die Südseite eines Berges, also die von der Sonne beschienene warme, Yin die kalte Nordseite.

Aus diesen beiden gegensätzlichen Polen entstehen nach chinesischer Auffassung Himmel und Erde, Licht und Dunkelheit, Mann und Frau.

Yin verkörpert dabei das passive, dunkle, kalte, verschlossene, interne, weibliche und negative Prinzip. Yang ist die konträre Entsprechung, also aktiv, lichtdurchflutet, warm, offen, männlich und positiv. Doch nur in der Vereinigung beider Prinzipien kann es zu der Harmonie kommen, nach der alles strebt. Yin und Yang sind dabei nicht als Gegensätze zu verstehen, sie sind ohneeinander nicht vorstellbar, sie benötigen einander als Ergänzung.

Was kann nun der aktive Mensch zu dieser Harmonie, zu diesem Gleichgewicht beitragen? Er muß einen untadeligen Lebenswandel führen, denn nur so kann er mögliche Unordnung abwenden. Er ist dazu angehalten, nach den fünf Glückseligkeiten zu streben, den Wu Fu, die einen wesentlichen Bestandteil der taoistischen Lehre darstellen: langes Leben, Überfluß, Gesundheit des Körpers, Seelenfrieden und die Liebe zur Tugend.

Die Suche nach Gleichgewicht und Harmonie aller Elemente ist ein wesentlicher Zug der chinesischen Religion und Philosophie.

Voraussetzung für das anzustrebende Ziel eines harmonischen Gleichgewichts ist die Balance zwischen Yin und Yang. Dies gilt für das Universum wie für jedes darin existierende Lebewesen. Daher erklärt sich auch das vollkommen andere Verständnis von Krankheit und Gesundheit. Krankheit ist eine Störung der angestrebten Harmonie, sie bedeutet Unordnung, das Gleichgewicht von Yin und Yang ist aus der Balance geraten: Denn jeder Organismus hat ein Yang-Äußeres, das die innere Yin-Energie gewissermaßen kontrolliert. Die Yin-Energie hingegen strömt von innen nach außen.

Auch jedes einzelne Organ funktioniert nach diesem Prinzip. Dabei sind bei den Vollorganen wie beispielsweise Leber und Herz die Yinkräfte dominierend – anders als bei durchlässigeren Organen wie zum Beispiel Blase und Magen-Darm-Trakt, bei denen das Yang-Prinzip vorherrscht.

Darin erschöpft sich jedoch das chinesische Weltbild keineswegs. Als formende Kräfte treten fünf Wesenselemente hinzu, die durch Holz, Feuer, Erde, Metall und Wasser symbolisiert werden. Man nennt sie das »Quinarium«.

Jedem einzelnen Element sind wiederum verschiedene Sinnesorgane, Klimaverhältnisse, Jahreszeiten, Himmelsrichtungen, Gefühlszustände, innere Organe, Planeten und geschmackliche Eigenschaften zugeordnet.

Der englische Pharmakologe Stephen Fulder hat dieses System in einer Tabelle seines eindrucksvollen Buches über die Anwendung und Heilkraft des Ginseng zusammengefaßt:

	HOLZ	FEUER	ERDE	METALL	WASSER
SINN	Auge	Zunge	Mund	Nase	Ohren
KLIMA	Wind	Hitze	Feuchtigkeit	Trockenheit	Kälte
JAHRES-ZEIT	Frühjahr	Sommer	Spätsommer	Herbst	Winter
PUNKT	Ost	Süd	Mitte	West	Nord
GEFÜHL	Wut	Freude	Zuneigung	Traurigkeit	Angst
ORGAN	Leber	Herz	Milz/Bauch-speicheldrüse	Lunge	Niere/Blase
PLANET	Jupiter	Mars	Saturn	Venus	Merkur
GESCHMACK	sauer	bitter	süß	scharf	salzig

aus: Stephen Fulder, Das Buch vom Ginseng. Anwendung, Wirkung, Heilkraft. Goldmann Verlag, München 1995, S. 63.

Es läßt sich anhand dieser Zusammenstellung eindrücklich demonstrieren, wie hochsensibel und störungsanfällig dieses System sein kann. Denn die Balance von Yin und

Yang ist von vielen Faktoren abhängig, wie beispielsweise den klimatischen Veränderungen, den Gefühlsregungen, dem jeweiligen Aufenthaltsort usw. All das kann sich sowohl positiv wie negativ auf einzelne Organe auswirken – und somit auf das erstrebte Gleichgewicht.

Ein chinesischer Arzt versucht also die Aufgabe zu meistern, die Balance seines Patienten wiederherzustellen und somit die Disharmonie zu beseitigen. Dabei versteht er die einzeln auftretenden Erkrankungen jeweils nur als Symptome einer grundsätzlich gestörten Ordnung.

Das Hauptaugenmerk dieser Heilkonzeption gilt also weniger der Beseitigung des einzelnen Symptoms als der Gesamtdiagnose: Durch was ist die Ordnung des Patienten gestört? Ziel ist immer ein gesundes Gleichgewicht zwischen dem Menschen und seinem natürlichen wie sozialen Umfeld. Schwerpunkt dieser Medizin ist daher stets der Erhalt von Gesundheit, nicht das ausschließliche Wegkurieren von Krankheiten. Und so erscheint es in diesem Zusammenhang durchaus logisch, daß ihre Ärzte nur für gesunde Patienten bezahlt wurden; für Kranke und nicht Genesende gab es keine Honorierung: eigentlich die perfekte und vielleicht älteste Form der Prophylaxe, die in westlichen Breitengraden, in denen die Medizin sich immer mehr in Richtung eines bloßen Reparaturbetriebs entwickelt, schwer nachvollziehbar erscheint.

In diesem Zusammenhang erlangte der Panax ginseng auch seinen Bekanntheitsgrad. Denn er ist vielleicht die einzige Heilpflanze, die tonisierend auf den Gesamtorganismus wirkt. Mit seinen ausgleichenden Kräften stimuliert er die Lebensenergie und verbessert so den Gesamtzustand des Patienten. Er kann aber auch vorbeugend von

Gesunden eingenommen werden, um mögliche Erkrankungen zu verhindern.

Dabei ist der Zusatz »Panax«, also Allheilmittel, nicht so zu verstehen, daß es sich bei der Ginsengwurzel um ein Universalmittel für alles und jedes handelt. Er bezieht sich auf die systemische Wirkung, die der Ginseng auf den Gesamtorganismus ausübt.

Allerdings hat wahrscheinlich eben diese Bezeichnung dem Ginseng in der westlichen Welt viel geschadet, da sie kritiklos und ohne wirkliches Verständnis des Zusammenhangs aufgegriffen wurde. Viele stürzten sich neugierig und erwartungsfroh auf die fernöstliche Wunderdroge und waren bald enttäuscht, daß sie angeblich nicht das hielt, was sie versprach – eine Tatsache, die sicher auch daraus resultiert, daß man lange Zeit nur oberflächlich über Wirkmechanismus und Indikationsgebiete dieser Droge Bescheid wußte.

Zudem hatten und haben Arzneimittel der Schulmedizin, so wie sie bei uns praktiziert wird, eine völlig andere Funktion. Sie werden gezielt bei bestimmten Erkrankungen eingesetzt, prosaisch und ohne religiösen und philosophischen Bezug, radikal verschieden von den Konzepten der chinesischen Medizin.

IV
DIE KLASSIFIZIERUNG DER HEILMITTEL IN DER CHINESISCHEN MEDIZIN

Wie schon an anderer Stelle erwähnt, wird das erste umfassende Buch über chinesische Heilmittel dem Kaiser Shen Nung zugeschrieben, der in China auch als der »Himmlische Kaiser« oder als der »Kräuterkaiser« verehrt wurde. Sein Werk Pen-tsao ching wurde nach mündlicher Überlieferung zusammengestellt.

In diesem Buch werden insgesamt 365 Drogenpflanzen, also pflanzliche Heilmittel, aufgeführt, beschrieben und klassifiziert. Darüber hinaus werden die Grundlagen der Kräuterheilkunde beschrieben, so wie sie heute noch in der TCM (Traditionelle Chinesische Medizin) praktiziert werden. Vielleicht handelt es sich beim Pen-tsao ching um das erste Buch der Phytotherapie – die nun auch bei uns immer mehr an Bedeutung erlangt. Die Ausführungen und Ratschläge des Pen-tsao ching werden von dem Hauptziel geleitet, mittels Heilpflanzen die Gesundheit zu erhalten; es geht weniger um konkrete Anweisungen im Falle einer Erkrankung. In diesem Buch werden die Heilpflanzen klassifiziert und hierarchisch nach Gruppen geordnet. Die Bezeichnung der einzelnen Kategorien spiegelt die damalige gesellschaftliche Struktur Chinas wider.

Die erste Gruppe, die der »königlichen« Heilmittel oder auch Herrscherdrogen, wird angeführt von Panax ginseng. Die in dieser Rubrik aufgeführten Heilmittel gelten als die wichtigsten, da sie als hochwirksam betrachtet wurden, aber keinerlei schädliche Nebenwirkungen aufweisen. Sie können gleichermaßen Gesunden wie Kranken verabreicht werden, da man ihnen die Fähigkeit zuschreibt, Wohlbefinden und Leistungsfähigkeit zu stärken. Sie können bedenkenlos auch über einen langen Zeitraum eingenommen werden. In dieser Gruppe finden sich beispielsweise auch Süßholz und Ingwer.

In der zweiten Kategorie sind die sogenannten »Ministerdrogen« zu finden. Diese zeichnen sich durch klar bestimmbare Wirkungen aus, werden bei ganz konkreten Erkrankungen gezielt eingesetzt, haben aber auch entsprechende Nebenwirkungen. In diese Kategorie sind zum Beispiel Braunwurz, Natterwurz und die Angelikawurzel eingeordnet, die bei Gicht, rheumatischen Beschwerden und bei Verdauungsproblemen hilfreich sind.

Die vorletzte Gruppe bilden die »Assistentendrogen«. Diese sind nur im äußersten Notfall und ganz gezielt anzuwenden, nämlich dann, wenn alle anderen Therapieversuche, auch die mit ungiftigeren Heilpflanzen, versagt haben: Die hier aufgelisteten Drogen sind zwar hochwirksam, aber ebenso schädlich, so daß ein chinesischer Arzt sich angehalten sah, Nutzen und Schaden sorgfältig und verantwortungsvoll abzuwägen. Denn er hatte vor allem die Aufgabe, seine Patienten zu stärken, ihr Wohlbefinden zu steigern und sie nicht durch schädliche Nebenwirkungen zu belasten. Diese Heilpflanzen durften nur über einen sehr kurzen Zeitraum verabreicht werden.

Als letzte Kategorie findet man die Gruppe der »Botendrogen«. Sie werden unterstützend eingenommen, um eine angestrebte Wirkung zu verstärken. Sie geleiten gewissermaßen den Hauptwirkstoff an die richtige Stelle im Organismus.

Aus diesem System erklärt sich auch die herausragende Stellung der Ginsengwurzel. Sie steht an der Spitze der königlichen Heilmittel, denn nur sie vermag es, auf den Gesamtorganismus zu wirken, indem sie sich jeweils den individuellen Gegebenheiten anpaßt. Ein Beispiel: Ginseng wirkt bei Nervosität ausgleichend und entspannend, kann aber bei Abgeschlagenheit und Erschöpfung als anregendes, stimulierendes Heilmittel eingesetzt werden. Dieser Wirkmechanismus wird als »adaptogen« bezeichnet, ein besonderes Merkmal des Ginseng, auf das zu einem späteren Zeitpunkt noch genauer einzugehen sein wird.

Da es der chinesischen Medizin in erster Linie darum geht, Krankheit durch gesunde Lebensführung zu vermeiden, konzentriert sich ein verantwortungsvoller Heiler oder Arzt auf die Person des individuell betroffenen Kranken und weniger auf dessen Krankheit. Seine Fragestellung lautet: Wie bringe ich die Lebensenergie des Patienten wieder zum Fließen, damit die Krankheit verschwindet und die natürliche Ordnung wiederhergestellt ist? In diesem Zusammenhang ist der Ginseng ein wirksames Heilmittel, da er den Gesamtorganismus stärkt und das Immunsystem stabilisiert. Somit verbessert er den Gesamtzustand des Patienten, der seine ganzen Kräfte braucht, um eine Krankheit zu überwinden und um die Balance zwischen Yin und Yang wiederherzustellen. Umwandlungsphasen stellen eine große Belastung für den Organismus dar, und so ist es nicht verwunderlich, daß eine Droge, der man ausgleichende, harmonisierende und stabilisierende Eigenschaften zuspricht, derartiges Prestige genießt.

Zu Zeiten des Kräuterkaisers zog man seine Bewertungen allein aus der praktischen Erfahrung, und die war in jeder Hinsicht positiv. Die heutige Wissenschaft kann diesen Wirkmechanismus akribisch entschlüsseln und belegen. Somit scheint Ginseng inzwischen auch bei uns auf dem Weg zu sein, als ein ernstzunehmendes Arzneimittel anerkannt zu werden.

HISTORISCHES UND LEGENDÄRES

Wann sich die Ginsengwurzel das erste Mal dem Menschen offenbarte, das erzählen in der chinesischen Tradition nur Legenden. Nach Auffassung der Kultur Ostasiens fanden nicht die Menschen die geheimnisumwitterte Wurzel, vielmehr wartete diese tief unter der Erde einen geeigneten Zeitpunkt ab, um sich den Menschen zu zeigen und ihnen ihre Hilfe anzubieten.

In jeder Kultur kommt den Mythen, Sagen und Legenden eine herausragende Bedeutung zu – spiegeln sie doch Gebräuche, Kultur und Religion eines Volkes wider. Zudem hatten sie eine soziale Funktion, denn die Geschichten wurden mündlich von einer Generation an die nächste weitergegeben. Bis zum weltweiten Aufstieg der modernen Medien waren sie fester Bestandteil des gesellschaftlichen Lebens, vor allem in der dunklen Jahreszeit. In manchen abgelegenen ländlichen Regionen trifft man sich auch heute noch zum Geschichtenerzählen, in anderen Ländern und Kulturkreisen haben die Mythen immer noch ihren festen Platz.

Um den Ginseng und die Ginsengsuche ranken sich bis heute zahllose Geschichten, die nach wie vor von den

Ahnen an die nachfolgenden Generationen weitergegeben werden. Dabei variieren die Erzählungen stark nach den unterschiedlichen Regionen. Das Material ist so umfassend, daß bereits mehrere Studien und Doktorarbeiten zu diesem Thema geschrieben wurden. Eine wahre Fundgrube ist die Arbeit der Ethnologin Mareile Fischer, die sich nur auf ein Gebiet konzentriert hat, die Han-chinesische Region, und dort auf eine beeindruckende Materialvielfalt gestoßen ist.

Die meisten Legenden spielen auf die menschenähnliche Gestalt des Ginseng an, deshalb auch der Name »Jenshen«, so die chinesische Bezeichnung. Dieser erscheint in den Geschichten teilweise in männlicher, aber ebenso in weiblicher Gestalt. Eine Sage aus dem ostasiatischen Bereich erzählt:

Es war einmal ein großer Geist, der allein auf einem hohen Berg lebte. Von dort oben konnte er gut auf die Menschen herunterschauen. Er sah alle ihre Nöte und Sorgen. Und er hatte von Herzen Mitleid mit ihnen. Von den Leiden, die sie sich selbst zufügten, konnte er sie zwar nicht befreien, doch er wollte wenigstens tun, was in seiner Macht stand und sie von ihren Krankheiten erlösen. Darum schickte er ihnen einen Knaben, der die Gestalt einer menschenähnlichen Wurzel annahm. Wer von dieser Wurzel aß, lebte lange, glücklich und erfreute sich bester Gesundheit.

Eine weitere Geschichte stammt aus der Han-chinesischen Erzähltradition:

Vor langer, langer Zeit lebte ein sehr armer junger Mann zusammen mit seiner Mutter. Sie lebten mehr schlecht als recht vom Brennholzschlagen, oft hatten sie kaum genug, um satt zu werden. Eines Tages ging der junge Mann zum Brennholzschlagen in die Berge. Dort wurde er von einem so heftigen Sturm überrascht, daß er sich an einem Baumstamm festhalten mußte, um nicht fortgerissen zu werden. Als der Sturm sich gelegt hatte, entdeckte er unter einem Baumstamm eine Pflanze, die dort eingeklemmt war. Sie trug rote Samen. Er hatte Mitleid mit ihr, und es gelang ihm, sie zu befreien. Er richtete sie an einem kleinen Stock auf und ging nach Hause. Da er eine solche Pflanze noch nie zuvor gesehen hatte, ging er jeden Tag in die Berge, um nach ihr zu schauen.

Ungefähr einen Monat später, er wollte sich gerade zu Bett legen, kam plötzlich ein junges Mädchen durch die Tür, die er eigentlich abgeschlossen wähnte. Der junge Mann war beeindruckt von der Schönheit des Mädchens und dessen ungewöhnlichen Kleidung: Sie trug einen grasgrünen Umhang und ein leuchtend rotes Kopftuch. Erschrocken fragte er sie, wer sie sei und was sie wolle. Darauf erwiderte sie, sie sei gekommen, um sich bei ihm dafür zu bedanken, daß er ihr damals in den Bergen das Leben gerettet habe. Sie sei eine Ginsengfee. Und da erinnerte er sich an die seltsame Pflanze.

Von da an kam das Mädchen jeden Abend, um dem jungen Mann Gesellschaft zu leisten. Die nächtlichen Besuche blieben der Mutter nicht verborgen, und sie stellte ihren Sohn zur Rede. Er erzählte ihr die ganze Geschichte, und bereits am nächsten Abend stellte er das Mädchen seiner Mutter vor. Auch diese war von der Schönheit der jungen Frau sehr beeindruckt und hatte nichts dagegen, sie zur Schwiegertochter zu bekommen.

Doch das Glück war nur von kurzer Dauer. Denn es dauerte nicht lange, bis auch ein sehr reicher Mann mit skrupelloser Gesinnung von der Schönheit der jungen Frau erfuhr, und er wollte sie für sich haben. Er suchte Rat bei einem mächtigen Zauberer und erfuhr, daß es sich bei dem Mädchen um kein menschliches Wesen handelte, sondern um einen menschgewordenen Ginseng.

Der Reiche überlegte Tag und Nacht, wie er diesen Ginseng in seinen Besitz bringen könnte. Denn wenn er einen Ginseng dieser Größe zum Kaiser brächte, würde der ihn sicher mit einem hohen Posten belohnen. Glücklicherweise arbeitete der Onkel des jungen Mannes im Hause des Reichen, und er erzählte seinem Neffen von dessen Plänen.

Daraufhin beschloß die Ginsengfee, sich wieder in den Bergen zu verstecken. Doch der Reiche gab nicht auf, er wollte den jungen Mann zwingen, ihn zu der Ginsengwurzel zu führen, damit er sie ausgraben konnte. Als der sich weigerte, ließ er seine Mutter fesseln und erschlug den Sohn vor ihren Augen.

Kurze Zeit später kehrte die Ginsengfee zurück. Sie sah das Unglück und bat ihre Schwiegermutter, schnell einen Topf mit Wasser zu erhitzen. Dann entledigte sie sich ihrer Kleidung und verbrannte sie. Mit der Asche bestrich sie die Wunden ihres Mannes, die auf der Stelle verheilten. Jetzt befahl sie ihrer Schwiegermutter, den Raum zu verlassen. Und egal, was auch immer sie höre, sie dürfe auf keinen Fall wieder hereinkommen. In zwei Stunden solle sie aber das gekochte Wasser nehmen und ihrem Sohn langsam einflößen.

Kaum hatte die alte Frau das Zimmer verlassen, sprang die junge Frau in das kochende Wasser. Als die Alte nach der vereinbarten Zeit zurückkehrte, fand sie eine gekochte Suppe vor, in der ein ganzer Ginseng lag. Kaum hatte sie begonnen, ihrem Sohn von der Suppe zu geben, erwachte dieser zum Leben. Er dachte, er habe tief geschlafen und schlecht geträumt. Doch seine Mutter erzählte ihm, was vorgefallen war und daß der Ginseng wohl seine Frau sei. Darüber war er sehr traurig und beschloß, den Ginseng dort zu begraben, wo er ihn gefunden hatte.

Auf dem Rückweg traf er in den Bergen einen alten Mann, der fragte, warum er so weine. Da erzählte der junge Mann, daß er gerade seine Frau begraben habe, die gestorben sei, um ihn zu retten. Da beruhigte ihn der Alte und schickte ihn zurück zu dem vermeintlichen Grab. Dieses war verschwunden, und ein noch größerer Ginseng wuchs an seiner Stelle. Der alte Mann war nämlich der Meister der Ginsengfee. Später zogen sie alle gemeinsam fort und lebten glücklich und zufrieden.

So wirkt der Ginseng in der Legende nicht nur gegen Krankheiten, mit der Asche seiner Haut kann man auch Wunden heilen, als Suppe kann er sogar Tote zum Leben erwecken. Außerdem hat er auch Gefühle, die Gefühle von Menschen. So zumindest will es der Volksglaube.

Solche Geschichten gibt es zahlreiche, die Protagonisten wechseln, doch der Tenor bleibt der gleiche: Der Ginseng offenbart sich den Menschen, um ihnen zu helfen und um sie zu heilen. Mindestens ebenso viele Geschichten berichten über die Ginsengsuche, die zu Zeiten des wilden Ginseng je nach Region ganz bestimmten Ritualen unterlag.

In wilden, schwer zugänglichen Bergregionen bewachte Sam, ein mächtiger Geist, begleitet von einem wilden Tiger, den unerlaubten Zugriff auf die heißbegehrte Wurzel. Die Legende erzählt, daß sich Sam den Menschen in der Gestalt der Wurzel offenbarte, um ihnen zu helfen, indem er sie heilte. Deshalb wurde in Korea, dem Ursprungsland des Ginseng, die Wurzel auch »San-Sam« genannt. Der allmächtige Sam spielt auch im christlichen Glauben eine Rolle. Es gibt Quellen, die darüber spekulieren, ob er und der im Alten Testament beschriebene Samson identisch sind.

Nachgerade biblisch sind auch die Eigenschaften zu nennen, die einem Ginsengsucher zum Erfolg verhalfen. Denn nur wer unschuldig und reinen Herzens war, hatte Chancen, die Wurzel zu finden. Andere liefen Gefahr, in dem unwegsamen Gelände umzukommen, den Weg zu verlieren oder von wilden Tieren gefressen zu werden.

Zudem hatte die Wurzel auch die Fähigkeit, sich einem passenden Finder zu offenbaren. In diesem Falle begann sie nachts rot zu leuchten. Näherte sich ein Suchender mit unreinem Herzen und nur in der Absicht, sich zu bereichern, so erlosch das Licht, und sie versteckte sich wieder im Boden.

Das angebliche Leuchten des Ginseng löste ein regelrechtes Jagdfieber aus. Die Sammler zogen mit Pfeil und Bogen in die Wälder und schossen nachts auf die rotstrahlenden Stellen. Am nächsten Morgen wurden sie dann oft an den Stellen fündig, an denen ihre Pfeile im Boden steckten. Dieses Phänomen führte zu zahlreichen Legenden; als mögliche Erklärung hat sich allerdings durchgesetzt, daß das Leuchten von den Glühwürmchen kommt, die sich von den Ginsengpflanzen angezogen fühlen.

Die Ginsengsuche war ganz bestimmten Ritualen unterworfen, die teilweise auch heute noch gelten, obgleich es kaum noch wilden Ginseng zu entdecken gibt.

So gehörte es zum Ehrenkodex eines Ginsengsammlers, nie den gesamten Ginseng auszugraben, sondern immer ein paar Samen zurückzulassen, um die Pflanze nicht gänzlich auszurotten – eine Tradition, die aus Habgier von späteren Generationen bald mißachtet wurde.

War ein Sammler fündig geworden, so gab er den Ort nur seinen Söhnen oder Enkeln preis.

Die Ginsengsucher zogen entweder alleine los, oder sie bildeten eine kleine Gruppe mit fünf Männern und wählten einen Anführer, der »Batou« genannt wurde. Er mußte ein erfahrener, unparteiischer Ginsengsucher sein, der das ungeteilte Vertrauen der Gruppe genoß. Er hatte das unbestrittene Kommando über die Expedition und trug während der Suche die volle Verantwortung und Entscheidungsgewalt. Ihm mußten sich alle anderen unterordnen.

Die Sammler, denen je nach Erfahrungsgrad bestimmte Ränge zugewiesen wurden, errichteten in den Bergen ein Quartier und kehrten erst wieder zurück, wenn sie etwas gefunden hatten. Nicht selten verließen sie sich bei der Suche auf Botschaften, die in Träumen verschlüsselt waren.

Der Anführer oder ein anderes Mitglied der Gruppe berichtete den anderen, wenn er von einer Fundstelle geträumt hatte. Dabei durften nur glückliche Träume wiedergegeben werden. Symbole wie Schlangen, ein alter Mann oder eine alte Frau, ein Fräulein, Feuer, Über-

schwemmung oder ein roter Sarg wurden in diesem Zusammenhang als positive Botschaften gedeutet.

Allerdings lauerten auf die Sucher mancherlei Gefah-
ren. Die Sammler wurden auf ihrem Rückweg oft von
Banden überfallen, die ihnen die begehrte Pflanze wieder
abnahmen. Es gab ein organisiertes Verbrechen im großen
Stil, das sich auf den Diebstahl und Raub von Ginseng
spezialisiert hatte.

Die Ginsengsuche war saisonal bedingt und bedurfte
bestimmter Vorbereitungen. So verzichteten manche Sucher für einen gewissen Zeitraum auf Sexualverkehr,
andere ernährten sich nur vegetarisch. In manchen Geschichten wird erzählt, daß sich jemand, der Ginseng finden will, bis zum Erfolg weder Gesicht noch Hände oder
Füße waschen darf.

Zur Ausrüstung eines Ginsengsuchers gehörte ein langer Stock, um Schlangen zu vertreiben, den Ginseng auf
sich aufmerksam zu machen und um sich durch Schlagen
an Bäume untereinander zu verständigen. Nützlich waren
weiters ein Lederbeutel für die Geräte zum Ausgraben des
Ginseng und eine rote Schnur, an deren Enden zwei
Münzen oder zwei kleine Knochen befestigt waren. Sie
diente dazu, den Ginseng festzubinden, damit er nicht
weglaufen konnte.

Die Ginsengsuche war genauen Regeln unterworfen,
den sogenannten Bergregeln, deren Einhaltung vom Batou überwacht wurde. Hier war vorgeschrieben, wie sich
Gruppen zu verhalten hatten, deren Wege sich zufällig
kreuzten, wie man Einzelsammler zu behandeln hätte
und wie es um die Eigentumsverhältnisse nach einem
Fund bestellt war.

Es scheint auch eine bestimmte Sprachregelung gegeben zu haben, nach der die Suche größtenteils schweigend vonstatten ging.

Die wenigen professionellen Sammler, die es heute noch gibt, halten sich immer noch strikt an diese Regeln und Rituale, da sie Ausdruck ihrer religiösen Verbundenheit sind.

Allerdings ist es heutzutage kaum noch möglich, hauptberuflich von der Ginsengsuche zu leben. Wilder Ginseng ist kaum noch zu finden, sieht man von ein paar kleineren Regionen in der ehemaligen Sowjetunion ab. Andere Gebiete sind so unzugänglich, daß sie bislang noch nicht erforscht werden konnten. In seinem urspünglichen Lebensraum, also in Korea und in China, ist der wildwachsende Ginseng fast vollständig ausgerottet, da man es versäumt hat, rechtzeitig für den Erhalt der Pflanze zu sorgen. Der unaufhaltsame Fortschritt und die damit verbundene Umweltbelastung taten ein übriges, um den natürlichen Lebensraum des Ginseng zu zerstören. Heute wird der Ginseng plantagenmäßig für den Massenmarkt gezüchtet und kultiviert. Auch hier konnte ein hoher Qualitätsstandard erreicht werden, doch leider kommt dieser nicht an den einer wildwachsenden Wurzel heran.

VI
GINSENG IN KANADA, AMERIKA UND EUROPA

In der westlichen Welt begann man eigentlich erst zu Beginn dieses Jahrhunderts, sich mit Ginseng näher zu befassen, obgleich der Westen schon sehr viel früher von der Existenz und der Heilwirkung dieser sagenumwitterten Pflanze Kenntnis hatte.

Verbürgt ist der Gebrauch der Wurzel im 9. Jahrhundert vor Christus in der arabischen Welt und im maurisch beherrschten Spanien. Ibn Cordoba, ein arabischer Seefahrer, soll sie zusammen mit anderen Gewürzen und Heilpflanzen mit nach Hause gebracht haben. Man vermutet, daß Ginseng über die Seidenstraße in den Westen wanderte. In der arabischen Medizin verfügte man also schon relativ früh über Kenntnisse von der Heilkraft und Anwendung der wildwachsenden Ginsengwurzel. Doch mit dem Niedergang des arabischen Reiches verlor sich offensichtlich auch das Wissen um die Wunderdroge aus Ostasien.

Der nächste Gewährsmann ist niemand anderer als Marco Polo, dessen sensationeller Erlebnisbericht aus dem Reich der Mitte auch im 13. Jahrhundert von der beachtlichen Wirkung der Ginsengwurzel erzählt. Er hatte viele Jahre in China zugebracht und nahm die Wurzel bei seiner Rückkehr mit nach Venedig. Doch die katholische Kirche hatte große Schwierigkeiten mit der Akzeptanz dieser menschenähnlichen Wurzel. Sie verbot jedweden Handel mit der Pflanze – erinnerte sie doch allzusehr an die damals ebenso begehrte wie gefürchtete Alraune, ebenfalls eine Zauberwurzel mit Menschengestalt, um die sich viele Geschichten rankten. Nach überlieferten Sagen wuchs diese Wurzel aus dem Harn oder dem Sperma eines Gehenkten. Eine solche Zauberpflanze, so wollte es der Aberglaube, bescherte ihrem Finder lebenslangen Reichtum und Glück.

Doch es gab noch eine weitere von der Kirche verdammte Pflanze, die Alraunenwurzel Mandragora officinarum, ein gefürchtetes, hochgiftiges Nachtschattengewächs, welches vorzugsweise im Mittelmeerraum zu finden war. Zusammen mit Tollkirsche und Bilsenkraut durfte sie bei keinem mittelalterlichen Hexenmeister fehlen. Sie gehörte zum festen Bestandteil seiner Ausrüstung. Dies scheint aus heutiger Sicht nicht weiter verwunderlich. Denn was man damals durch Erfahrung entdeckt hatte und was heute pharmakologisch genau analysierbar ist, war die berauschende Wirkung dieser Pflanzen, die bei okkulten Ritualen und magischen Praktiken gewissermaßen als bewußtseinserweiternde Drogen eingesetzt wurden. Die dafür verantwortlichen Wirkstoffe sind Tropanalkaloide, Scopolamin, Hyoscyamin und Atropin, alles Stoffe, die in der modernen Medizin noch heute – wohldosiert – zum Einsatz kommen. So verwendet man beispielsweise Atropin in der Augenheilkunde, um bei einer Untersuchung das Auge ruhigzustellen, es wird eingesetzt, um Krämpfe im Magen-Darm-Trakt zu behandeln, und man kann damit einer überhöhten Produktion von Magensäften entgegenwirken.

So verwundert es nicht, daß König Ferdinand III., »der Heilige« genannt, als er im Jahre 1236 Córdoba zurückeroberte, sämtliche erbeutete Ginsengwurzeln als Machwerk des Teufels verbrennen ließ. Er folgte damit den Vorgaben seiner theologischen Berater, die es für besser hielten, das »maurische Teufelszeug« gar nicht erst zu erproben. Ebenso verdammten sie das gesamte Wissen über asiatische und chinesische Heilkunst als Hexerei.

Danach spielte Ginseng in Europa fast 400 Jahre keine Rolle mehr, zumindest existieren keinerlei Berichte aus diesem Zeitraum. Erst als der Alraunenkult langsam anderen Formen des Aberglaubens Platz machte, begann aufs neue die Karriere der Ginsengwurzel in Europa.

Anfang des 17. Jahrhunderts taucht Ginseng erstmals wieder in Holland auf.

Niederländische Seefahrer gehörten damals zu den risikofreudigsten Handelsschiffern. Ihre Routen führten sie über den ganzen Erdball, und an Wagemut nahmen sie es allemal mit den Portugiesen, Spaniern oder Engländern auf. Niederländische Kolonien entstanden auf Java und Borneo, in Ceylon und Kapstadt. Bestens belegt ist, daß man im Jahre 1643 für den Hof Friedrich Heinrichs von Oranien Ginsengwurzeln besorgen konnte. Der Statthalter war an einem scheinbar unheilbaren Leiden erkrankt. Seine Leibärzte waren ratlos und hatten ihn fast schon aufgegeben. Alles war versucht worden, aber der Zustand des Oberbefehlshabers des niederländischen Heeres wollte sich einfach nicht bessern. Nun hatte man aber schon von den sagenumwobenen Wirkungen dieser fremden Wurzel

gehört, und so wurden keine Kosten und Mühen ge-
scheut, sie für den Fürsten zu beschaffen. Allerdings kur-
sierte die »Wunderdroge« dort unter ihrem japanischen
Namen, nämlich als »Nisinwurzel«. Auch dafür gibt es
eine historisch begründete Erklärung: Zum großen Leid-
wesen der Niederländer war es ihnen nicht gelungen, als
Kolonialmacht in China Fuß zu fassen. Deshalb mußte
man das aus China stammende Originalprodukt über
Japan beziehen. Die Niederlande hatten zum damaligen
Zeitpunkt verschiedene Handelsniederlassungen in Japan.
Natürlich trieb dieser Umweg den Preis für die ohnehin
schon teure Wurzel um ein vielfaches in die Höhe.

In jedem Falle scheint sich die Investition gelohnt zu
haben, denn der Gesundheitszustand des Prinzen besserte
sich soweit, daß er trotz seiner schweren Krankheit noch
vier Jahre die Amtsgeschäfte ausüben konnte. Leider hatte
man damals noch nicht die Möglichkeiten zu beweisen,
daß dies mit der Verabreichung des Ginseng zusammen-
hing.

Fünfzehn Jahre später erscheint eine der ersten europäischen Darstellungen der Wirkungen von Ginseng. Ihr
Verfasser ist Wilhelm Piso, der damalige Dekan des Colle-
gium medicum zu Amsterdam. Sein Traktat über Drogen
und Arzneimittel ging unter dem Titel »Mantissa aro-
matica« in die Geschichte der Naturheilkunde ein. Lange
blieb dies die einzige Publikation über das exotische
Heilmittel.

Erst am Anfang des 18. Jahrhunderts beschäftigte sich
die europäische Medizinliteratur wieder mit dem Ginseng. Von da an häufen sich Beschreibungen und mögliche Indikationen in verschiedenen niederländischen

und deutschen Arzneimittelbüchern. Aber damit hatte sich die fremdländische Droge noch lange keinen Platz in der europäischen Medizin erobert. Kaum begann sie in Mode zu kommen, als sie ebenso rasch wieder von der Bildfläche verschwand.

Man begann sich langsam von mythischen und irrationalen Lebens- und Denkauffassungen zu verabschieden. Alles, was sich nicht rational erklären oder begründen ließ, wurde in Frage gestellt. Man war es leid, sich der Kirche und ihren Dogmen unterzuordnen, die jeden Fortschritt zu verhindern suchten. Der bloße Glaube reichte nicht mehr aus, man wollte Erkenntnisse, die sich auch »wissenschaftlich« belegen ließen.

Das geschlossene Weltbild, das ein klares Oben und Unten verordnete, zerbrach an der Neugier der Astronomen und Philosophen. Der Drang, alle bekannten Grenzen zu überschreiten, erwies sich als stärker als die Furcht vor himmlischen Strafgerichten. Alle Traditionen, Institutionen, Konventionen und Normen wurden zur Disposition gestellt. Was vor der Vernunft oder dem Prüfstand des wissenschaftlichen Experimentes nicht bestehen konnte, das wurde ohne großes Federlesens ausgemustert. Man propagierte zwar leidenschaftlich das Recht des Individuums auf eine eigene, auch abweichende Meinung und predigte unermüdlich die Tugend der Toleranz – doch sollte dies nicht für die erklärten Feinde der Toleranz gelten: für Irrationalismus, Aberglauben und Geltungsansprüche, die sich rationaler oder experimenteller Überprüfbarkeit entzogen. Dazu waren die lodernden Scheiterhaufen der Hexenjäger, die Autodafés der Inquisition und die Furie der Religionskriege noch zu nah.

So verwundert es nicht weiter, daß eine für europäische Verhältnisse so mystische Pflanze wie der Ginseng ganz schnell wieder von der Bildfläche verschwand: paßte er doch so gar nicht zu diesem neuen Lebensgefühl, das für rational nicht Erklärliches einfach keinen Raum mehr hatte. Um aber die Wirkungen des Ginseng zu überprüfen, war die wissenschaftliche Methodik der damaligen Pharmakologie noch nicht weit genug entwickelt.

In anderer Hinsicht blieb der Ginseng jedoch ein Marktschlager: als Aphrodisiakum. Schon zu Beginn des 17. Jahrhunderts hatte es im Westen einen regelrechten Ginseng-Boom gegeben. Indische und französische Handelsgesellschaften importierten das angebliche Allheilmittel zusammen mit anderen asiatischen Drogen in großen Mengen. Denn man hatte sehr schnell begriffen, daß sich mit dieser unscheinbaren Wurzel riesige Gewinne erzielen ließen. Um den Absatz entsprechend zu steigern, konzentrierte man sich ausschließlich auf ihre potenzfördernde Wirkung. Ginseng wurde als die Liebesdroge schlechthin angepriesen. Die gesundheitserhaltende und -fördernde Wirkung geriet in den Hintergrund – vielleicht eine Ursache für den späteren Reputationsverlust, obgleich man auch damals schon über wesentlich mehr Informationen verfügte, hätte man sie ernstgenommen.

Doch da war schon der Hochmut der europäischen Kolonialkultur am Werk, die prinzipiell von der eigenen Überlegenheit ausging und andere Kulturen als nieder oder gar »primitiv« abtat. In dieses Ressentiment paßte andererseits die Vorstellung, daß diese unterlegenen Kulturen noch über mehr »Triebstärke« verfügten. So ließ es sich »vernünftig« rechtfertigen, daß man in Hinsicht auf die niedrigen, rein triebgesteuerten Leidenschaften auf die Mittel dieser Kulturen zurückgreifen durfte.

Selbstverständlich gab es rühmliche Ausnahmen. So schrieb der Jesuitenpater Pére Jartoux schon im Jahre 1711 in seinem Bericht an die Royal Society of London, »The description of a Tatarian Plant called Ginseng«:

»Denn es ist viel zu kostbar für die Armen im Land. Man wendet Ginseng an als das alles überragende Heilmittel gegen Erschöpfungszustände durch exzessive körperliche oder geistige Anstrengung. Es wirkt schleimlösend, heilt Schwächen der Lungen und Bronchien, es wirkt gegen Erbrechen, stärkt den Magen und regt den Appetit an, senkt den zu Kopf steigenden Druck des Blutes, produziert Lymphe im Blut, beseitigt allgemeines Unwohlsein und verlängert das Leben alter Menschen.

Wenn Ginseng diese Wirkung nicht besäße, würden Chinesen und Tartaren niemals die Wurzeln des Ginseng in so hohen Ehren halten. Auch gesunde Menschen nehmen Ginseng ein, um ihre Gesundheit zu stärken.

Meines Erachtens könnte Ginseng eine wundervolle Medizin werden, falls sie jemals in die Hände von Europäern geriete, die etwas von der Medizin verstehen und eine Untersuchung der verschiedenen Wirkungen des Ginseng durchführen, indem sie chemische Methoden anwenden und klinische Tests bei gewissen Krankheiten durchführen könnten.«

Allerdings ließ diese Art wissenschaftlicher Forschung bis zum Ende des 20. Jahrhunderts auf sich warten.

Pére Jartoux reiste im Auftrag des chinesischen Kaisers K'hang-hsi durch das Land, um Vermessungen durchzuführen und Landkarten zu erstellen. Dabei konnte er sich am eigenen Leibe von der positiven Wirkung der Ginsengwurzel überzeugen: Nach einem langen Ritt konnte er sich vor Erschöpfung kaum noch im Sattel halten. Ein Mitreisender gab ihm ein Stück der wertvollen Droge zum Kauen. Es dauerte nicht lange, und er konnte frisch und erholt seine Reise fortsetzen.

»Ich aß sofort die Hälfte der Wurzel. Eine Stunde später war ich nicht mehr müde, meine Erschöpfung verschwand völlig. Nach dieser Erfahrung nahm ich sooft es ging und es die Umstände erforderten Ginseng zu mir. Der gleiche Effekt trat stets ein. Ich konnte ähnliche Wirkungen auch spüren, wenn ich von den Blättern der Pflanze kaute, besonders von den Stengelfasern.«

Dies läßt auf eine Sofortwirkung bei entsprechender Dosierung schließen. Durch diesen Bericht wurden auch europäische Ärzte auf die Wurzel aufmerksam. Die Kunde von der Wunderdroge gelangte selbst an den Hof des Sonnenkönigs Ludwig XIV. Dieser konnte sich jedoch mit dem exotischen Gewächs nicht anfreunden. Er litt bekanntlich viele Jahre unter einem Riesenbandwurm und verschlang daher in ständigem Heißhunger täglich Unmengen an Wildschweinen, Poularden, Ochsenbraten und Spanferkeln. Um diesen Angriff auf seinen Fettstoffwechsel auszugleichen, hätte er wahrscheinlich solche Mengen an Ginseng zu sich nehmen müssen, daß ihn die Bitterkeit der Wurzel trübsinnig gemacht hätte.

Auch als ihm Abgesandte des Kaisers Siam wenig später einige erlesene Ginsengwurzeln von bester Qualität überreichten, zeigte sich der Monarch eher verdrossen. Um so begeisterter war der Hofstaat, der sich mit Verve auf die neue Droge stürzte, vor allem wegen der libidofördernden Aspekte der Pflanze.

Ginseng avancierte in Versailles gewissermaßen zur Viagra der Aristokratie und schien eine willkommene Stärkung bei den beträchtlichen Liebesstrapazen jener Zeit. Wer sexuell im allgemeinen Reigen nicht mithielt, verlor an Prestige. Unter dem Nachfolger Ludwigs XIV., dem Regenten Philipp von Orléans, war sogar der Ruf, ein unersättlicher Wüstling zu sein, das Entrebillett in den inneren Kreis der Macht. Impotente Schwächlinge hatten wenig Aussicht auf eine erfolgversprechende Karriere.

In Gedenken an die Wohltaten des Ginseng für Friedrich von Oranien genoß die Wurzel in den Niederlanden zunächst einen besseren Ruf. Sie wurde häufig verordnet, insbesondere bei Erschöpfung und zur Kräftigung nach schweren Krankheiten. In den niederländischen Apotheken, die etwas auf sich hielten, konnte man den teuren asiatischen Ginseng kaufen.

Aber schon bald meldeten sich die Kritiker, die sich mit den vermeindlichen Wundern einer exotischen Wurzel nicht zufriedengeben wollten.

Einer der vehementen Kritiker der Ginsengmode war Hermann Boerhaave, ein seinerzeit noch sehr berühmter Professor für Medizin und Botanik in Leiden. Er äußerte sich bereits im Jahre 1718 höchst abfällig:

»Ich schätze die Bedeutung der Nisinwurzel [so lautete die japanische Bezeichnung für den Ginseng] nicht höher ein als die des Fenchel. Von den Reichen wird sie ge-

braucht gegen Herzanfälle, gegen hysterische und epileptische Anfälle, und man verspricht sich durch sie ein langes und gesundes Leben. Ich habe sie an bestimmten Patienten ausprobiert, und was stimmt davon? Leeres Ge-
schwätz, mehr nicht. Der hohe Preis ist eine Empfehlung.
Teure Arzneimittel wirken nun mal besser als billige und
bekannte.« (Ginseng: Mythos und Wirklichkeit. In: physis
spezial Nr. 78, S. 5.)

So verlor die Ginsengwurzel langsam ihre Reputation
bei den Medizinern und fand ihre Abnehmer in anderen
Kreisen. Die Nachfrage stieg, die Preise waren hoch, und
viele reiche Lebemänner waren bereit, einen ordentlichen
Batzen Geld zur Potenzförderung auf den Tisch zu legen.

In Asien spielte sich zu dieser Zeit ein völlig anderes
Szenario ab. Wieder einmal war ein Jesuitenpater beteiligt: Pater J. B. du Halde, der in China zur Landver-
messung unterwegs war. Er befaßte sich in seinem 1735
erschienenen Buch über China ausführlich mit der Pflanze. Dort finden sich zum einen sehr detaillierte Ginseng-
rezepturen, da man in China Ginseng oft in Zusammenhang mit anderen Heilpflanzen als Kräutermischung verabreichte. Zum anderen beschrieb du Halde auch die verschiedenen Indikationsgebiete wie zum Beispiel Durch-
fall, Nieren- und Blasenleiden, Gicht, Rheuma, Lepra, ja
sogar Nasenbluten, Völlerei und Schwermütigkeit.

Die Tatsache, daß in Europa die Nachfrage an der teuren Wurzel zunahm – wenn auch nicht aus medizinischen
Gründen – zeigte Folgen. Nicht nur für China und Korea,
deren Exporte beträchtliche finanzielle Ausmaße erreichten, sondern auch für Kanada.

Pater Lafiteau war ein Ordensbruder des bereits erwähnten Pater Jartoux. Er machte sich auf die Suche nach der Menschenwurzel, nachdem er die Berichte seines Kollegen gründlich studiert hatte. Denn auch in Kanada gab es Gebiete, die durchaus denen glichen, die Jartoux als Fundorte für wilden Ginseng beschrieben hatte. Und tatsächlich wurde er nach vielen Monaten fündig. Als er die Wurzel einer Indianerin zeigte, erfuhr er, daß sie bei fast allen Stämmen längst als Heilpflanze bekannt war. Sie hatte zwar bei jedem Stamm einen anderen Namen, aber fast alle bezogen sich auch hier auf die menschenähnliche Gestalt der Wurzel. So nannten sie die Menomini-Indianer »matcetasa«, was »kleiner Indianer« bedeutet, der Stamm der Ojibwa-Indianer bezeichnete sie als »shte-na-bi-o-dzhi-bik« – »Mannwurzel«.

Stolz schickte der Pater ein paar Exemplare in seine französische Heimat, um sie dort von gelehrten Botanikern bestimmen zu lassen. Diese kamen in etlichen Bemühungen zu dem Schluß, daß es sich um Panax quinquefolius handeln müsse, die »Fünffingerwurzel«. Dieser wilde amerikanische Ginseng ist zwar mit dem asiatischen verwandt, aber nicht identisch. Zudem ist er längst nicht so wirksam wie seine asiatischen Artgenossen.

Pater Lafiteau erhoffte sich von seiner Entdeckung wissenschaftliche Meriten, die ihm aber nicht vergönnt waren, denn kaum wurde die Existenz dieser Wurzel bekannt, machten sich auch schon eifrige Geschäftsleute auf den Weg, um damit finanziell ordentlich abzusahnen.

Auch im übrigen Nordamerika wuchs der begehrte Panax quinquefolius. Und auch hier wußten die Indianer schon längst um die Heilkraft der Wurzel. Dabei hatte jeder Stamm eine eigene Tradition im Umgang mit der Pflanze. Die Indikationsgebiete waren ebenso zahlreich wie vielschichtig. Nordamerikanischer Ginseng wurde vorwiegend als Tonikum verabreicht, um Körper und Seele zu kräftigen, aber auch gezielt bei bestimmten Erkrankungen: Kopfschmerzen, allgemeinen Schmerzzuständen, Muskelverspannungen, Magenbeschwerden, Menstruationsbeschwerden, Augen- und Ohrenleiden, Kurzatmigkeit und Mandelentzündungen. Außerdem zum Fiebersenken, Schwitzen bei Erkältungs- und Infektionserkrankungen und zur Blutungsstillung bei offenen Wunden – fast alles Indikationsgebiete, für die Ginseng heute wieder als wirksames Therapeutikum empfohlen wird. Was früher tradiertes Wissen war, mußte allerdings bei uns erst aufwendigen wissenschaftlichen Studien und Überprüfungen standhalten.

Nachdem der Bedarf an der teuren Wunderdroge in Europa ständig zunahm, und zwar in einem Ausmaß, das der asiatische Markt gar nicht genug bedienen konnte, entstand ein wahrer »Run« auf den kanadischen und nordamerikanischen Ginseng. In der Literatur wird er allenthalben mit dem Goldrausch verglichen.

Im Jahre 1720 wurde in Kanada die erste Handelsgesellschaft gegründet, die sich ausschließlich auf den Export von Ginseng konzentrierte.

Rudel von Trappern und Farmern streiften durch die Bergregionen auf der Suche nach der einträglichen Wurzel. Ganze Siedlungen lagen verlassen da, weil man sich auf andere Einnahmequellen konzentrierte, die wesentlich erfolgversprechender erschienen als die mühselige Feldarbeit. Sogar der Pelzhandel wurde zeitweise zur Nebensache, die Wurzel mußte her.

Und nachdem weiße Siedler ohnehin schon begonnen hatten, die Indianer aus ihren Gebieten zu vertreiben, gab es genug verelendete und zu allem bereite Eingeborene, die sich für geringste Entlohnung auf die Ginsengsuche begaben.

In Europa hatte man inzwischen Handelsgesellschaften gegründet, die nichts anderes verschifften als tonnenweise amerikanischen und kanadischen Ginseng – ein hochprofitables Geschäft, mit dem sich so mancher eine goldene Nase verdiente.

Es gelang den gerissenen Händlern sogar, kanadischen Ginseng nach China zu exportieren. Über die Tatsache, daß die amerikanische Version nicht dasselbe hochwertige Wirkungsspektrum aufwies wie der koreanische Ginseng, sah man angesichts der knapp werdenden Ressourcen an eigenem Nachschub zunächst hinweg. Denn die amerikanische Droge war erheblich leichter zu beschaffen, und somit blieb unter dem Strich wesentlich mehr übrig.

Allerdings war das kanadische Konservierungsverfahren für die qualitätsbewußten Chinesen auf Dauer nicht akzeptabel, so daß hier die Einfuhr nur ein kurzes Zwischenspiel blieb.

Aber es war abzusehen, daß dieser Geschäftszweig auf lange Sicht nicht lukrativ bleiben konnte. Denn in ihrer Raffgier bedachten die Sucher und Händler nicht, daß man für die Zukunft Sorge zu tragen hatte. Man hielt sich nicht an die Regeln der Eingeborenen, dort, wo man gegraben hatte, Samen für die nächste Ernte zurückzulassen. Statt dessen erntete man blindwütig zu jeder Jahreszeit. Und so fand der Boom in Kanada relativ bald ein natürliches Ende, denn die Ressourcen waren Anfang der 1760er Jahre bereits so weit geplündert, daß man nach neuen Quellen Ausschau halten mußte.

Das Augenmerk geschäftstüchtiger Ginsenghändler richtete sich jetzt auf die Vereinigten Staaten. Dort hatte ein pfiffiger Trapper namens Daniel Boom schon erfolgreich demonstriert, wie man mit Ginseng zu einem großen Vermögen kommen konnte.

Zu Beginn seiner Karriere suchte er noch selbst umständlich nach den Wurzeln, um sie dann in seinem Kanu den Ohio abwärts zu transportieren.

Später erleichterte er sich die Arbeit, indem er große Mengen von den weißen Siedlern aufkaufte. Und selbst als er durch das Kentern seines Schiffes seine gesamte Fracht von etwa fünfzehn Tonnen Ginseng verlor, ließ er sich nicht entmutigen. Das Geschäft war so lohnend, daß er sogar einen solchen Rückschlag wegstecken konnte.

Jetzt begann in Amerika der große Ginseng-Boom, der sich fast ein Jahrhundert lang als überaus einträgliche Einnahmequelle erwies. Und inzwischen hatte man aus dem kanadischen Desaster soviel gelernt, daß man sich den eigenen Geschäftszweig nicht durch kontraproduktives Plündern abgrub. Die »shen-digger«, die auch hier in Horden durch die Wälder streiften, achteten sorgfältig darauf, daß sie beim Ausgraben der Wurzel Samen zurückließen, die ihnen die zukünftige Ernte sicherten.

Das Geschäft mit der wertvollen Wurzel bot vielen Farmern und Siedlern eine finanzielle Absicherung in schlechten Jahren.

1862 erreichte das Shen-Geschäft absolute Rekordwerte: In diesem Jahr wurden an die 300 Tonnen getrockneter Wurzeln exportiert, danach entwickelten sich die Geschäfte allerdings rückläufig. Der Abbau konnte trotz der Bemühungen der Sucher nicht mit dem natürlichen Wachstum Schritt halten: Wilder Ginseng war bald vom Aussterben bedroht. Zwar versuchte man von seiten der Regierung, die drohende Katastrophe abzuwenden, indem man entsprechende Gesetze und Vorschriften verabschiedete, aber der Niedergang konnte nicht aufgehalten werden.

Allerdings versuchten schon damals einige Farmer, die heißbegehrte Wurzel in Plantagen anzubauen. Dies erwies sich aber als durchaus mühseliges Unterfangen. Umweltbedingungen, Insektenbefall und Plündereien machten oft die mühsam aufgezogenen Pflanzen zunichte.

Verschiedene Umweltkatastrophen führten 1910 dazu, daß die wenigen, welche sich überhaupt noch mit dem Ginsenghandel über Wasser gehalten hatten, nun auch ruiniert waren.

Die folgenden Jahrzehnte mit zwei Weltkriegen und der Weltwirtschaftskrise waren auch nicht dazu angetan, eine Wende zu bewirken. Die Handelsbedingungen waren mehr als erschwert, und der Ginsengexport kam international fast zum Erliegen. Am meisten betroffen war allerdings das Heimatland des Ginseng: Korea. Als hier 1950 der Krieg ausbrach, der bis 1953 ein ganzes Land fast vollständig zerstörte, schien das Aus für den Handel mit Ginseng endgültig gekommen. Die Ginsengfelder waren niedergepflügt und vollständig zerstört, die bereits gelagerten und konservierten Wurzeln gestohlen.

Samen zu einem Neuanfang gab es nur noch spärlich. Doch gegen alle Wahrscheinlichkeit begann gerade von da an ein neues Kapitel in der Geschichte des Ginseng.

VII
GINSENGPRODUKTION IN STAATLICHER HAND

Kaum war der Krieg in Korea beendet, begann man schon bald im Süden mit der Neuanlage von Ginsengfeldern. Da der Umgang und Handel mit Ginseng im Lande schon eine fast 2000jährige Tradition aufwies, war der Regierung sehr daran gelegen, dieses Potential wirtschaftlich zu nutzen. Zudem hatte man bereits seit der Zeit um 1300 vor Christus Erfahrungen in der Kultivierung gesammelt. Denn die große Nachfrage aus dem Reich der Mitte konnte mit wildwachsenden Wurzeln allein nicht befriedigt werden.

So wurde der Wiederaufbau der Plantagen von staatlicher Seite großzügig unterstützt. Um international konkurrenzfähig zu werden, stellte die Regierung strenge Bedingungen an die Qualität, sie machte Auflagen, um einen gleichbleibend hohen Standard zu garantieren. Dies bezog sich gleichermaßen auf den Anbau wie auf die Verarbeitung der wertvollen Wurzeln – eine Tatsache, an der sich bis jetzt nichts geändert hat. Bis vor kurzem wurde diese Kontrolle vom »Office of Monopoly« wahrgenommen, das dafür Sorge trug, daß nur wirklich hochwertiger Ginseng in den Handel kam. Inzwischen ist dieses staatliche Monopol privatisiert worden – die Auflagen sind jedoch geblieben.

Koreanischer »Imperialginseng« gilt immer noch als der beste und wirkstoffreichste mit der geringsten Schadstoffbelastung. Wichtigste Instanz in diesem Zusammenhang ist das »Korea Ginseng Research Institute«, in dessen Auftrag die wichtigsten Studien zum Wirkungsspektrum und zu den Indikationsgebieten des Ginseng durchgeführt wurden.

Die staatlichen Maßnahmen nach den Kriegswirren trugen schon bald Früchte. Die Anbaugebiete betrugen nach Beendigung des Krieges bis zum Jahre 1966 bereits 1160 Hektar. Innerhalb weiterer zehn Jahre vergrößerte sich die Fläche auf 7727 Hektar, und inzwischen wird fast auf der gesamten Halbinsel ausschließlich Ginseng kultiviert.

Für die Koreaner hat sich Ginseng zu einem ihrer wichtigsten Wirtschaftsfaktoren entwickelt. Zwar erreicht der kontrolliert angebaute Ginseng nicht die gleiche Wirkstoffqualität wie die wildwachsenden Wurzeln, aber das ständig zunehmende Interesse an der Wunderdroge läßt überhaupt keine andere Alternative als die Massenproduktion zu. Obgleich diese inzwischen nach den Gesetzen moderner Industrienationen in sehr großem Rahmen betrieben wird, haben die Koreaner nicht auf ihre Tradition verzichtet. Wahrscheinlich ist das auch gar nicht anders möglich, da Anbau und Verarbeitung eine hochkomplexe Technik erfordern. Ginseng ist eine der schwierigsten und empfindlichsten Pflanzen der Botanik. Sie stellt nachgerade exzentrische Ansprüche an Klima und Bodenbedingungen. Deshalb ist es auch nur in ganz bestimmten Regionen möglich, Ginseng anzubauen. Die kultivierte Pflanze bedarf einer intensiven Pflege.

Es hat also seinen guten Grund, wenn die Menschenwurzel ständig mit den Starallüren einer Primadonna verglichen wird: empfindlich, eitel, hochsensibel und überaus nachtragend.

Wird man ihren Forderungen nicht gerecht, so rächt sie sich bitter. Sie wächst und gedeiht nicht, die Wurzeln faulen bei zuviel Feuchtigkeit, und an die so heißbegehrte Wirkstoffqualität ist nicht zu denken. Erschwerend kommt hinzu, daß trotz modernster Anlagen die Hauptarbeit per Hand erfolgen muß.

An dieser Stelle scheint es an der Zeit, sich etwas genauer mit dem Ginseng als Pflanze in ihrem biologischen Sinne zu befassen.

Wenn man von dem medizinischen Nutzen der Ginsengpflanze spricht, so bezieht sich das ausschließlich auf die Wurzel, da nur dieser Teil für therapeutische Zwecke verwendet wird. Auch alle Sagen und Legenden, die sich um die Pflanze ranken, beziehen sich ausschließlich auf die Form und Gestalt der Wurzel.

Der botanisch-wissenschaftliche Name der Ginsenggewächse ist Panaceae. Sie gehören zur Familie der Araliengewächse (Araliaceae) und sind Verwandte des auch bei uns weit verbreiteten Efeus (Hedera helix). Efeu allerdings weist bedauerlicherweise keine dem Ginseng vergleichbaren Heilwirkungen auf.

Spricht man vom echten Ginseng, also dem in der Medizin verwendeten, so lautet dessen richtige Bezeichnung Panax ginseng C. A. Meyer. »Panax« kommt aus dem Griechischen und bedeutet »Allheilmittel«, zusammengesetzt aus den Worten »pan« (gleich, alles oder ganz) und »akos« (Heilung). Im Lateinischen entstand daraus Panaceae. Auf die Bedeutung des Wortes Ginseng wurde schon an anderer Stelle entsprechend hingewiesen.

Benannt wurde die Pflanze erstmals von einem deutschen Botaniker, nämlich Christian Gottfried Nees von Esenbeck. Dieser fügte der lateinischen Bezeichnung noch seinen Namen bei, ein in der Wissenschaft bis heute gültiges Verfahren, das in so manchem Forscher die Vision von Nobelpreis und Unsterblickeit hervorruft. So hieß die Pflanze zunächst Panax schinseng var. coraiensis Nees. Der Namensgeber veröffentlichte die erste wissenschaftliche Beschreibung der Pflanze, und zwar in seinem Werk »Icones Plantarum Medicinalum«. Wie nicht unschwer zu erkennen ist, bezog auch er sich – und das bereits 1833 – auf den hervorragendsten Vertreter der Gattung, den koreanischen Ginseng. Doch sein Wunsch nach internationaler Anerkennung sollte ihm nicht erfüllt werden.

Denn im Jahre 1842 fand eine zweite »Erstbenennung« statt, und zwar von Carl Anton Meyer. Der deutsch-russische Botaniker arbeitete damals als Direktor der botanischen Gärten für den Zaren. Er veröffentlichte seine wissenschaftliche Beschreibung der Ginsengpflanze im Bulletin der Kaiserlichen Akademie für Physik und Mathematik von St. Petersburg.

In jedem Fall war er erfolgreicher als sein Vorgänger, denn seine Bezeichnung setzte sich durch.

Die Experten sind sich bis heute nicht einig, ob Meyer von der anderen »Erstbenennung« wirklich nichts wußte oder ob er sie aus Geltungssucht einfach ignorierte. In jedem

Falle ist unter dem echten, medizinisch verwendeten Ginseng immer der Panax ginseng C. A. Meyer zu verstehen. Die wesentlich wirkstoffärmere amerikanische Artverwandte ging als Ginseng quinquefolius in die Verzeichnisse der Fachliteratur ein.

VIII
DIE MENSCHENWURZEL: BOTANISCHER FINGERABDRUCK

Seit es möglich ist, Ginsengwurzeln zu züchten, kontrolliert anzubauen und damit wirtschaftliche Exportrekorde zu erzielen, fragt sich so mancher, ob dieses lukrative Geschäft nicht auch in Europa anzusiedeln wäre.

Gibt es doch hier inzwischen im Voralpenland Straußenfarmen zur Erweiterung des kulinarischen Angebots, Känguruhs sind im Kommen, Schlangen und Alligatoren gehören gewissermaßen schon zum Standard. Über diverse exotische Früchte muß man schon gar nicht mehr reden.

Dank eines vereinten Europa und eines weit ausgebauten internationalen Transportsystems scheinen die Grenzen fließend, ein reger Ex- und Import ist die Folge, regionale Defizite können mit kreativen Unternehmungen kompensiert werden.

Längst sind wir es gewohnt, alles haben zu können, wann immer wir es wünschen. Einziger Nachteil: Sehnsüchte zum falschen Zeitpunkt fordern ihren Preis. Was nicht weiter verwundert, da der Einflug von Erdbeeren aus Südafrika im Dezember eben teurer ist als das einheimische Angebot im Sommer. Und wer seinen Gaumen zu jeder Jahreszeit mit erntefrischen »Flugananas« verwöhnen will, der muß dafür kräftig in die Tasche greifen.

Hinzu kommt die europäische Hybris, gegebenenfalls doch alles lieber selber zu produzieren, denn nur so hält man die anspruchsvollen Qualitätsstandards für gesichert – eine Arroganz, die den Westen bis heute auszeichnet.

Und so konnte sich so mancher findige Geschäftsmann der Idee nicht verschließen, die Anlage von Ginseng-Plantagen auch in europäischen Breitengraden zu erwägen. Lukrativ wären sie, das ergibt jeder flüchtige Blick auf den Markt. So gab es immer wieder Überlegungen, in den bergigen und hügeligen Regionen Deutschlands und Österreichs entsprechende Anbaugebiete zu etablieren.

Um so mehr verwundert es, daß ein Unternehmer seit Jahren eine Ginsengplantage in der Lüneburger Heide unterhält. Dort wird Weißer Ginseng gezüchtet, der aber trotz größter Bemühungen nur eine Wirkstoffqualität von 3,5 % erreicht, was ihn aus medizinischer Sicht unbrauchbar macht. Die hohen Kosten für die Plantage versucht man dadurch wieder hereinzubekommen, indem man die Farm mit entsprechendem Werberummel zu einem beliebten Ziel für Kaffeefahrten gemacht hat.

Aus botanischer Sicht handelt es sich dabei – rein regional betrachtet – um ein überaus gewagtes Unterfangen. Denn wie bereits erwähnt, benötigt der Ginseng zu seinem Gedeihen ein komplexes Zusammenwirken von Klima, Bodenbeschaffenheit und Arbeitsaufwand.

Am besten gedeiht das Heilkraut zwischen dem 35. und dem 45. Breitengrad in den gemäßigten Klimazonen des nördlichen Asiens. Dort war die Pflanze ursprünglich beheimatet. Ähnlich günstige Bedingungen fand sie offensichtlich auch in Kanada und Nordamerika sowie in einigen Gebieten Rußlands vor, auf die zu gegebenem Zeitpunkt noch eingegangen wird.

Am liebsten wächst der Ginseng in Höhenlagen zwischen 400 und 700 Metern, manchmal findet man ihn aber auch noch in einer Höhe von 1000 Metern vor. Er bevorzugt schattige Plätze mit einer bestimmten Bodenfeuchtigkeit, die in Laubwäldern am besten gegeben zu sein scheint. Direkte Sonneneinstrahlung schätzt er gar nicht und damit auch keine ausgesprochene Hitze.

Am besten gedeiht er bei einer Temperatur von 20 bis 25 Grad im Sommer und bis zu 14 Grad im Winter. Bodenfrost würde ihm sehr schaden, obgleich er durchaus Schnee verträgt.

Außerdem bedarf die Pflanze vieler Jahre, bis sie jenes Wirkstoffspektrum entwickelt, welches ihren einzigartigen Rang unter den Heilpflanzen der Welt ausmacht.

Nachdem der wildwachsende Ginseng fast vollständig ausgerottet worden war, hat man versucht, die Bestände wieder zu reinstallieren. Die wenigen Sammler, die heute noch nach den wildwachsenden Wurzeln suchen, obgleich sie damit kaum noch ein Auskommen haben können, hinterlassen entsprechende Samen am Fundort, um für künftige Ernten Sorge zu tragen. Dies hat sich allerdings als derart mühselig erwiesen, daß sich der Aufwand nicht auszuzahlen scheint und in gar keinem Fall der Nachfrage des neu aufkeimenden Ginsengbooms gerecht werden kann. Demzufolge bleibt nur der gezielte Anbau, der extremer Anstrengung bedarf, um zum gewünschten Erfolg zu führen.

Begehrtester Teil der Pflanze ist ihre dicke, fleischige Wurzel. Ihr Geruch, wenn es sich um eine frische unbehandelte Wurzel handelt, erinnert an Rettiche und Lakritze, ihr Geschmack ist eine Mischung aus Schärfe, Bitterkeit und Süße.

Die Wurzel wird um so wertvoller, weil wirksamer, je älter sie ist. Das Fleisch der Wurzel hat eine feste, weißlich-gelbe Konsistenz.

Die Form, der sie die meisten ihrer unzähligen Namen verdankt, wird gebildet aus ein bis zwei dicken Wurzelsträngen, von denen kleine Wurzelfasern abgehen, die sich immer mehr verzweigen und verästeln, bis sie im wahrsten Sinne des Wortes haarfein werden. Je älter die Ginsengwurzel, desto unverwechselbarer ist ihr Erscheinungsbild. Sie kann eine Gesamtlänge von fast 50 Zentimetern erreichen, geerntet wird sie allerdings meist bei einer Länge von 20 bis 30 Zentimetern.

Über der eigentlichen Wurzel sitzt gewissermaßen ein Hals, der botanisch korrekt als »Rhizom« bezeichnet wird. Der Begriff kommt aus dem Griechischen und bedeutet »Wurzelstock« oder »Erdsproß«. Dieser Teil der Wurzel befindet sich direkt unter der Erdoberfläche, wächst entweder waagrecht oder senkrecht und bildet einen optimalen Nährstoffspeicher.

Dieses Rhizom verbindet die Wurzel mit dem an der Erdoberfläche sichtbaren Stengel.

Die Blätter der Pflanze sind im Vergleich zur Wurzel so unscheinbar, daß sie sicher nicht die Phantasie der Sammler beflügeln konnten.

Der sichtbare Stengel der Pflanze ist unverzweigt, relativ gerade und kann eine Höhe von bis zu einem Meter erreichen. Aus dem Ende dieses Stengels sprießen gezackte Blätter, die jeweils in Fünfergruppen angeordnet sind. Diese Dolden wachsen allerdings erst nach drei bis vier Jahren. Sie tragen rote Beeren, denen die Samen einliegen.

Diese leuchtend roten Früchte waren wichtige Hinweise für die Sammler und spielen in so mancher Legende eine Rolle. Zudem beobachtete man, daß von ihnen die Glühwürmchen angezogen werden, was den weitverbreiteten Glauben erklärt, von wildem Ginseng gehe ein »magisches« Leuchten aus.

Die Beeren sind ungiftig und eßbar und für Vögel eine willkommene Nahrung. Durch ihre Exkremente verbreiten sie diese weiter und garantieren so in kleinem Rahmen den Fortbestand der Pflanze.

Jedes Jahr im Herbst verwelken die Blätter, und die alte Sproßachse fällt ab. Dadurch entstehen am Wurzelhals, also dem Rhizom, ringförmige Einkerbungen oder Narben. Diese sind von entscheidender Bedeutung, da man durch diese Ringe das Alter und somit auch den Wert der jeweiligen Pflanze bestimmen kann. Jedes Frühjahr, wenn die Pflanze neue Sprossen bildet, wächst der Wurzelhals wieder um ein kleines Stück. Dabei zieht sich die eigentliche Wurzel ins Erdreich zurück, sie schrumpft, um die neue Knospe genau auf der Erdebene zu halten – offensichtlich eine Besonderheit dieser Pflanze, die schon dem ein oder anderen Botaniker Kopfzerbrechen bereitet hat.

Es scheint Pflanzen zu geben, die ein ungewöhnliches Alter erreichen – dies gilt allerdings nur für die wildwachsende Spezies, die ihre Chancen genutzt hat, sich lange genug vor menschlichen Zugriffen zu schützen. Es gibt Hinweise, daß Wurzeln gefunden wurden, die an die 400 Jahre alt waren und mit so mancher deutschen Eiche durchaus konkurrieren könnten.

Botanische, also biologische Tatsache ist jedoch, daß die Ginsengpflanze bestimmte Wachstumsphasen durchläuft, die sich wesentlich an ihrer Oberfläche manifestieren. Die unterschiedlichen Reifeprozesse zeigen sich dem kundigen Beobachter an der Größe des Blattwerks und der Blüten. Und so wurden traditionell die Erstbestimmungen anhand dieser Merkmale getroffen.

Der kundige Sammler wußte genau, in welchem »Lebensabschnitt« sich die Pflanze befand und wann sie ausgegraben werden durfte, um ihr volles Wirkungsspektrum zu entfalten. Nur dann rechtfertigte sie ihren Preis.

Man spricht von mindestens sieben Altersphasen des Ginseng. Die Chinesen und Koreaner verwenden für jede dieser Phasen bestimmte Begriffe und Verhaltensregelungen.

Dabei hat man beobachtet, daß sich diese Perioden bei Bergginseng und Kulturginseng durchaus unterscheiden. Der wildwachsende Ginseng durchläuft seine Altersstufen sehr viel langsamer als sein kontrolliert angebauter Artgenosse. Zudem reagiert der Bergginseng auf jedwede Form einer Verletzung der Sproßachse oder Knospe überaus empfindlich. In der Literatur wird dieses Phänomen als »Schlafcharakter« beschrieben. Die Wurzel setzt sich buchstäblich zur Ruhe und bringt ein bis zwei Jahre keine neuen Sprossen und Blätter hervor.

Der Kulturginseng ist berechenbarer, da er jede der erforderlichen sieben Alterungsstufen in jeweils einem

Jahr absolviert. Da der wildwachsende Ginseng selten über absolut optimale Wachstumsbedingungen verfügt, braucht er für jede seiner Entwicklungsstufen erheblich länger.

Was bedeutet das nun für die Kultivierung, unter welchen Bedingungen ist sie überhaupt möglich?

IX
MASSENKULTIVIERUNG DES GINSENG

Die besten Anbaulagen befinden sich an nördlichen oder nordöstlichen Hanglagen mit einem Neigungswinkel von acht bis fünfzehn Grad.

In Korea versucht man, auch dem Kulturginseng möglichst natürliche Bodenbedingungen zu schaffen, quasi seinen natürlichen Lebensraum zu imitieren:

Da der Bergginseng vorwiegend in Laub- und Mischwäldern wächst, hat er immer genügend Bodenfeuchtigkeit und durch das Blattwerk der Bäume entsprechenden Sonnenschutz.

Durch den natürlichen Fäulnisprozeß abgefallener Blätter und Zweige ist für ausreichende Düngung gesorgt, der Boden verfügt fast immer über genügend Nährstoffe. Beim Kulturginseng achtet man daher sorgfältig darauf, daß der Kaliumgehalt entsprechend hoch ist. Auch die Säure des Bodens ist wichtig, als optimal gilt ein pH-Wert von 5,5 bis 6,0.

Um diese Voraussetzungen bei der Massenproduktion zu gewährleisten, trug man früher Berge von Humus aus den Wäldern ab. Heute hat man andere Methoden entwickelt. Um die Bodenbeschaffenheit zu verbessern, reichert man jetzt die Anbauflächen mit zerstoßenem Granit,

Sand und Kompost an. Außerdem werden verfaulte Blätter, Holz, organische Düngemittel wie Knochenmehl und Exkremente von Hühnern beigemischt. Auf chemische Düngung wird vollständig verzichtet, sie entspricht nicht den traditionellen Anbauregeln, nach denen man sich bis heute richtet. Inzwischen ist sie sogar gesetzlich verboten.

Jeder einzelne Schritt ist genau festgelegt, eine überaus arbeitsaufwendige und mühsame Prozedur. Nur Spezialisten mit jahrelanger Erfahrung sind dieser Aufgabenstellung gewachsen. Nur so läßt sich ein gleichbleibend hoher Qualitätsstandard garantieren. Dabei spielt der Faktor Zeit eine entscheidende Rolle. Ginsenganbau erfordert ungeheure Geduld.

So braucht eine Pflanze immerhin ganze vier Jahre, um die Samen zu bilden, die zur weiteren Aussaat benötigt werden. Die für den Ginseng typischen roten Beeren werden im Frühsommer geerntet, vom Fruchtfleisch befreit, gewaschen und getrocknet.

Der Keimungsprozeß wird durch eine spezielle Lagerung in dunklem, feuchtem Boden verkürzt, weshalb schon im Herbst – ein Jahr vor der natürlichen Keimung – in die vorbereiteten Felder ausgesät werden kann. Die Samen werden per Hand in kleine Mulden gesetzt, die man mit natürlichen Düngemitteln präpariert hat. Nach etwa einem Jahr wird bereits die erste Auslese vorgenommen, natürlich auch per Hand. Nur die besten Schößlinge werden traditionsgemäß zum Anbau weiterverwendet. Und zwar in einen Boden, der seit der letzten Ernte bis zu fünfzehn Jahre brachgelegen hat, um ihm eine natürliche Regenerierung zu ermöglichen. So gibt es pro Anbaufläche nur alle sechzehn Jahre eine Ernte, was deutlich zeigt, wie kostenintensiv der Anbau von Ginsengpflanzen ist. Der Zeitfaktor und die Tatsache, daß fast der gesamte Anbau und die Verarbeitung per Hand vorgenommen werden müssen, wirkt sich konsequenterweise auf die Preise aus. Inzwischen hat man versucht, diese lange Zeitspanne etwas zu verkürzen und den Boden trotz Monokultur schon nach zwei Jahren wieder zu bebauen. Die Wurzel reagiert auf diese unnatürlichen Gegebenheiten allerdings häufig mit schwerer Wurzelfäule, die nur noch mit Chemikalien in den Griff zu bekommen ist. Dies erklärt auch den hohen Pestizidbefall einiger Produkte.

Unter Sonnenschutzdächern aus Reisstroh, die jeweils nach den unterschiedlichen Lichtverhältnissen von Wetterlagen und Jahreszeitenwechsel ausgerichtet werden müssen, bleiben die Wurzeln jetzt sechs Jahre in der Erde. Dabei ist der Pflanzabstand genau festgelegt, um optimale Wachstumsbedingungen zu gewährleisten. Nur so kann die Topqualitätsstufe des Roten Ginseng erreicht werden. Innerhalb dieser sechs Jahre entwickelt die Wurzel ihr volles Wirkungsspektrum.

Nach der Ernte werden die Wurzeln nach strengen Qualitätskriterien sortiert. Nur die allerbesten dürfen zu Rotem Ginseng weiterverarbeitet werden.

Als nächstes werden die Wurzeln erst maschinell und dann noch einmal einzeln per Hand gewaschen. Dabei wird streng darauf geachtet, sie weder zu schälen noch anderweitig zu beschädigen, da sonst die Wirkstoffqualität beeinträchtigt würde. Im Anschluß daran wird der Ginseng einem speziellen, traditionellen Dämpfungsverfah-

ren unterzogen. Durch dieses natürliche Konservierungsverfahren werden die Wirkstoffe stabilisiert und über-
stehen so den nun folgenden Trocknungsprozeß ohne
Güteverlust. Erst durch dieses Verfahren bekommt der
Rote Ginseng übrigens seine rotbraune Farbe, der er
seinen Namen verdankt. Dieser Prozeß findet auf weiträu-
migen Sonnendecks statt, die so groß sind, daß man dort
eine komplette Fußballweltmeisterschaft zeitgleich aus-
tragen könnte, und zwar mit allen Begegnungen. Unter
den milden Strahlen der Herbstsonne trocknen die Wurzeln jetzt schonend und natürlich. Auch bei dieser Konser-
vierungsmethode wird auf die Verwendung chemischer
Zusatzstoffe verzichtet.

Es bedarf noch weiterer strenger Qualitätskontrollen
durch erfahrene Experten, bis die Wurzeln endlich weiterverarbeitet werden können.

Bleibt zu erwähnen, daß jeder einzelne Arbeitsschritt
nach bewährten Richtlinien ausgeführt wird, von denen
nicht abgewichen werden darf.

Erfahrung und jahrhundertealte Tradition machen den
koreanischen Ginseng zur weltweit besten, aber auch teuersten Heilpflanze. Er ist nach wie vor der wichtigste
Exportartikel und damit ein entscheidender Wirtschaftsfaktor des Landes. Immerhin beträgt das Exportvolumen
an die siebzig Millionen Dollar. Man kann sich vorstellen,
welchen gigantischen Flächenbedarf der Anbau erfordert.

Aber nicht nur in Korea versteht man sich auf die Groß-
produktion von Ginseng. Andere Länder bedienen sich
modernster Agrarindustrieverfahren, um von diesem offensichtlich immer lukrativeren Geschäft zu profitieren. Man
kann fast schon von einem weltweiten Anbau sprechen,

jedenfalls findet ein solcher überall dort statt, wo es die klimatischen Bedingungen zulassen. So gibt es chinesischen, japanischen, thailändischen, russischen und auch wieder kanadischen und US-amerikanischen Ginseng. Dabei sollte man sich von dem Irrglauben verabschieden, daß alle Länder identischen Ginseng produzieren.

Der hochwertigste kommt nach wie vor aus Korea, alle anderen Arten unterscheiden sich von dessen Qualität insbesondere durch den Wirkstoffgehalt und das spezifische Wirkstoffspektrum. Billige Massenproduktion aus nicht koreanischen Anbaugebieten hat sicher aufgrund der oft niedrigen Gütestandards zu einem erheblichen Reputationsverlust des Ginseng beigetragen. Tonnen von minderwertigen Produkten mit höchst fragwürdiger Wirksamkeit überschwemmten in den vergangenen Jahren den europäischen Markt. Beim Verbraucher konnten die marktschreierischen Werbeversprechen selten eingelöst werden. Die verheißenen Erfolge waren bei der sensiblen Kundschaft nicht nachvollziehbar, und so konnte es nicht ausbleiben, daß das ehedem königliche Allheilmittel als bloßer Nepp in Verruf geriet – handelte es sich dabei auch allenfalls nur um Surrogate.

Therapeutisch wertvoll, vom medizinisch-wissenschaftlichen Standpunkt aus betrachtet, sind nur die zwei Sorten Panax ginseng C. A. Meyer und dessen Artverwandter Panax ginseng quinquefolius. Darauf sollte beim Kauf unbedingt geachtet werden. Weitere Hinweise für den Verbraucher werden zu einem späteren Zeitpunkt folgen.

Bislang war ausschließlich von Rotem Ginseng die Rede. Auf dem Markt wird allerdings auch Weißer Ginseng angeboten, der auf Grund geringerer Produktionskosten infolge einer kürzeren Wachstumszeit wesentlich billiger ist. Wie bereits erwähnt, erhält der Ginseng die rote Farbe durch ein spezielles Konservierungsverfahren. Für dieses Produkt werden ausschließlich sechsjährige Pflanzen aus den hochgelegenen Anbauflächen verwendet.

Weißer Ginseng hingegen wird meistens schon nach vier Jahren geerntet. Man bleicht ihn erst, um ihn dann zu trocknen, da die sehr viel jüngeren Pflanzen sonst Gefahr laufen, schnell zu schimmeln. Sein Wirkungsspektrum reicht bei weitem nicht an das des Roten Ginseng heran.

An dieser Stelle sei auf die unterschiedlichen Arten des Ginseng hingewiesen, die auch teilweise im Handel erhältlich sind.

In Korea wird nur der hochwertige Ginseng C. A. Meyer produziert. Ebenso in China, wo es dem Volk zu Zeiten der chinesischen Kaiser unter Androhung der Todesstrafe verboten war, Ginseng zu konsumieren. In unserem Jahrhundert produziert auch China für den Eigenbedarf und den Export.

In China gibt es noch einen weiteren Artverwandten des Panax ginseng; er wird als Panax pseudoginseng bezeichnet und unterscheidet sich bereits durch die Form. Sein Wirkungsspektrum ist mit dem der hochgeschätzten Originalwurzel nicht zu vergleichen. Dies gilt auch für eine Pseudoginsengart, die in Japan beheimatet ist. Ihr eher niedriges Wirkungsspektrum läßt nur ganz wenige Verwendungsmöglichkeiten zu.

Auch in der ehemaligen Sowjetunion versteht man sich seit Beginn des 20. Jahrhunderts auf den Anbau von Panax ginseng C. A. Meyer. Doch wurde dort auch wildwachsender Ginseng gefunden, der ausschließlich in der Gegend um den Ussuri-Fluß gedeihte.

Mit Ginsengproduktion im großen Stil wurde in Sibirien nach dem Zweiten Weltkrieg begonnen. Grundlage waren koreanische Samen. Man vermutet, daß diese während des Koreakrieges auf nicht ganz legalem Wege die Seiten wechselten. Rußland beteiligt sich kaum am Welthandel mit der Droge, sondern produziert fast nur für den Eigenbedarf. Die inländische Volksmedizin bewertet Ginseng sehr hoch. Übrigens war Rußland eines der ersten Länder, in denen man in breitangelegten wissenschaftlichen Studien – sowohl im Tierversuch als auch in klinischen Untersuchungen, also am Menschen – versuchte, den Wirkmechanismus dieser traditionellen Heilpflanze zu ergründen und damit eine pharmakologische Grundlage für klare Indikationsgebiete zu schaffen.

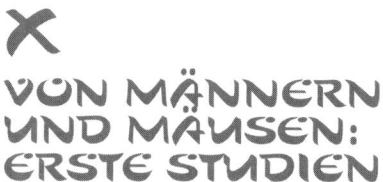

X
VON MÄNNERN UND MÄUSEN: ERSTE STUDIEN

D er Durchbruch der sowjetischen Forschungen gelang 1945. Am Institut für Biologische Wirkstoffe in Wladiwostok erprobte I. I. Brekhman die Wirkung von Ginsengextrakt an hundert jungen Soldaten.

Alle waren zu einem drei Kilometer langen Wettlauf angetreten und bekamen einige Zeit vorher eine bittersüßliche Flüssigkeit, welche die wenigsten geschmacklich einordnen konnten.

Die eine Hälfte der Männer bekam hochdosierten Ginsengextrakt, die andere ein Placebo, das sich allerdings durch den Zusatz von Aromastoffen geschmacklich und farblich nicht von diesem unterscheiden ließ.

Gemessen wurde die Geschwindigkeit der Läufer. Dabei zeigten sich deutliche Unterschiede: Die Männer, denen man Ginseng verabreicht hatte, erreichten die Ziellinie im Durchschnitt um knapp eine Minute früher als jene der Placebogruppe. Damit hatte Brekhman den Startschuß für eine Vielzahl von Studien gegeben, die sich mit den Wirkmechanismen dieser Droge befassen sollten. Er gilt noch heute als der große alte Mann der wissenschaftlich-pharmakologischen Erforschung asiatischer Heilpflanzen.

Was ihn zu diesen Versuchen veranlaßte, war die Frage, inwieweit sich der famose Ruf der Wurzel einzig auf Mythos und Aberglauben begründete oder ob sich die oft beschriebene Wirkung wissenschaftlich erklären ließe. Letztlich war er der erste Wissenschaftler, der den Forderungen nachkam, die der Jesuitenpater Jartoux schon Jahrhunderte zuvor gestellt hatte. Aber zu dessen Zeit waren die wissenschaftlichen Möglichkeiten noch nicht genug entwickelt, um derartige Experimente durchzuführen.

Brekhman konnte als erster erklären, wie der hochkomplizierte Wirkungsmechanismus der Ginsengwurzel funktioniert und was dies für bestimmte Indikationen in der Therapie bedeutet. Zudem konnte er die einzelnen Wirkungskomponenten analysieren. Besondere Aufmerksamkeit schenkte er der Enträtselung des Geheimnisses, warum die Heilpflanze so unterschiedliche Wirkungen bei unterschiedlichen Befindlichkeiten entfaltet.

Ein Beispiel: Nimmt ein völlig erschöpfter, abgespannter Mensch eine entsprechende Dosis Ginseng über einen gewissen Zeitraum ein, so wird sich das auf seinen Organismus vitalisierend und anregend auswirken. Ist eine Person hingegen überspannt, nervös und innerlich unruhig, so hat der Ginseng eine beruhigende, harmonisierende Wirkung.

Professor Brekhman gab diesem Phänomen einen Namen: Er nannte den Wirkmechanismus »adaptogen«, was soviel wie »sich anpassend« bedeutet.

Natürlich war der Versuch mit den Soldaten nicht ausreichend, um zu diesen Ergebnissen zu kommen – zeigte er bislang ja nur, daß das Mittel offensichtlich Einfluß auf die körperliche Leistungsfähigkeit hatte. Doch was konnte es noch? Dies sollte in weiteren Testreihen erforscht werden.

Als nächstes testete er die Wirkung des Ginseng bei einer Gruppe von Funkern und Telegrafen, deren Tätigkeit präzise Motorik, Konzentrationsfähigkeit und Ausdauer erforderte. Man verlangte von ihnen, einen Text innerhalb von fünf Minuten durchzugeben, das war um zwei Minuten kürzer, als sie es gewohnt waren. Auch hier gab man der einen Hälfte Ginseng, der anderen ein ähnlich schmeckendes Placebo. Zwar erhöhte auch die Placebogruppe ihre Leistungsgeschwindigkeit, gleichzeitig aber auch die Anzahl ihrer Fehler. Hingegen war die Ginsenggruppe schneller und wies zudem eine erheblich geringere Fehlerquote auf.

Diesen ersten russischen Tests sollten international noch zahlreiche folgen. Der Bann war gewissermaßen gebrochen. Das wissenschaftliche Interesse an asiatischer Medizin wurde insgesamt beflügelt. Neben dem Ginseng erregten auch andere chinesische Drogen, mit denen die traditionelle Medizin im Reich der Mitte schon seit Jahrtausenden arbeitet, die Neugierde westlicher Forschung. Schließlich hatten die sowjetischen Versuche erwiesen, daß das asiatische Heilwissen auch mit modernen Untersuchungsmethoden exakt zu analysieren und zu belegen war.

Ähnliche Studien führte später der bekannte englische Pharmakologe Stephen Fulder an einer Londoner Klinik durch. Dort testete er die Wirkung von Ginseng an Krankenschwestern im Nachtdienst. Durch die schlafraubende Tätigkeit waren die Probantinnen in der Regel

nach einiger Zeit völlig erschöpft und ausgelaugt. Fulder
führte einen Doppelblindtest durch, das heißt, nur das
Forscherteam wußte, welche Krankenschwestern Ginseng
und welche Placebos erhalten hatten. Auch hier zeigte das
Ergebnis deutlich, daß die Frauen, denen Ginseng verabreicht worden war, wesentlich leistungsfähiger und viel
weniger erschöpft waren. Zudem arbeiteten sie konzen-
trierter als ihre Kolleginnen.

Ein neuerer und in jeder Literatur über Ginseng aufge-
führter Test wurde in Deutschland von Professor Doerling
und Dr. Kirchdorfer durchgeführt.

Sie hatten eine Versuchsgruppe von 120 Probanten, von
der jeweils die Hälfte Ginseng bekam, die andere Placebos. Bei diesen Versuchspersonen sollte getestet werden,
inwieweit Ginseng die Psychomotorik beeinflußt. Man
konfrontierte sie mit optischen und akustischen Signalen,
bei deren Erscheinen sie per Knopfdruck oder per Hand-
zeichen reagieren sollten. Gemessen wurde die Zeitspanne zwischen den jeweiligen Reizen und der anschlie-
ßenden Reaktion. Signifikant war, daß die Gruppe, der
man Ginsengextrakt verabreicht hatte, um nicht weniger
als 80 % schneller und leistungsfähiger war als die Placebogruppe. Diese konnte ihrerseits die Reaktionsgeschwindig-
keit um 17 % steigern.

Der Test wurde noch dadurch erschwert, daß man die
Reaktion auf eine immer schnellere Abfolge von Licht-
blitzen testete. Hier steigerte die Ginsenggruppe ihre Leistung um fünfzig Prozent.

Doch was wäre die wissenschaftliche Forschung ohne
Tierversuche? Damals eine absolute Selbstverständlich-
keit, heute nicht selten von massiven Protesten begleitet.

Auch hier leistete Prof. Brekhman Pionierarbeit. Sein Mäusetest war ein ganz wichtiger Baustein in der Ginsengforschung. Mit dieser Methode ließ sich am leichtesten ergründen, welche Wirkstoffe des Ginseng sich leistungsfördernd auswirken.

Brekhman schickte 120 Mäuse im wahrsten Sinne des Wortes baden. Die Tiere schwammen über einen bestimmten Zeitraum bis zur Erschöpfung. Danach gönnte man ihnen eine kurze Ruhepause und setzte sie erneut ins Wasser. Die Mäusegruppe, der man zuvor Ginseng gespritzt hatte, konnte ihre Leistung in der zweiten Runde nahezu verdoppeln.

Auch in Bulgarien, an der Universität von Sofia, wurden derartige Tierversuche vorgenommen. Dort testete der Ginsengexperte Professor Wesselin Petkow die Auswirkung von Ginseng bei Ratten. Er stellte fest, daß sich die Lernfähigkeit der Tiere durch Ginseng erheblich verbessern ließ.

In Japan wurden Versuche mit Katzen vorgenommen, die man mit Ginsengextrakt fütterte. Auch diese Tiere erwiesen sich im Vergleich zu ihrer Kontrollgruppe als wesentlich lernfähiger.

Diese Versuche waren insofern überaus aufschlußreich, als sie deutlich machten, daß Ginseng offensichtlich auch stimulierend auf das Gehirn wirkt.

Doch die Forscher beobachteten noch ein weiteres Phänomen: Ginseng konnte in einigen Fällen bestimmte Nervenaktivitäten positiv stimmulieren, in anderen wurde aber auch eine Hemmung der Aktivität beobachtet – man stieß also auf genau jenen Sachverhalt, den Brekhman schon als adaptogenen Vorgang beschrieben hatte.

Doch welcher Wirkstoff beziehungsweise welcher Wirkmechanismus ist für diesen Effekt verantwortlich? Weitere Studien und die moderne Pharmakologie konnten darauf eine Antwort geben.

XI
DIE GINSENOSIDE UND IHR ADAPTOGENES WIRKUNGSSPEKTRUM

Erst im letzten Quartal unseres Jahrhunderts begann man auch in Westeuropa damit, den Ginseng zum Gegenstand medizinisch-wissenschaftlicher Forschung zu erheben. Modernste Labortechnik und gezielte Analyseverfahren machten es möglich, den Wirkmechanismus der Wurzel besser zu verstehen.

Inzwischen ist der Ginseng aus pharmakologischer Sicht schon sehr gut erforscht, allerdings kann man nicht davon ausgehen, daß diese Ergebnisse bereits endgültig sind.

In jedem Falle hat man bislang herausgefunden, daß es sich um ein hochkomplexes Wirkungsprinzip handelt.

Für die adaptogene Wirkung, also die Tatsache, daß der Organismus Irritationen und Störungen besser verkraftet und mit psychischen und physischen Belastungen leichter fertig wird, ist nämlich nicht nur ein Stoff verantwortlich, es handelt sich vielmehr um ein sehr kompliziertes, auf das feinste abgestimmte Wirkungssystem. Fulder beschreibt es wie folgt:

»Die japanischen und koreanischen Forscher haben uns mit ihrer Ginseng-Forschung ein Bild vermittelt, das an ein Musikkonzert erinnert. Die Melodien werden von verschiedenen Instrumenten intoniert: Manche sind lebhaft, andere getragen, einige klingen laut, andere leise im Hintergrund, und wieder andere sind zeitweilig stumm in diesem spezifischen musikalischen Arrangement, dürfen aber in einem anderen Stück ›Solo‹ spielen. Plötzlich wird klar, warum Ginseng so viele unterschiedliche Qualitätsstufen und Wertigkeiten hat, warum die Herkunft eine so große Rolle spielt, warum die kultivierte Wurzel schlechter ist als die wildwachsende, warum sich die japanische Sorte nicht mit der koreanischen messen kann und die amerikanische Spezies weniger stimulierend wirkt als die koreanische. Die Qualitätsunterschiede sind auf die genaue Zusammensetzung der Wirkstoffkomponenten in jeder Wurzel zurückzuführen. In der Wurzel steckt nicht ein Wirkstoff, sondern ein ganzes Wirkstoffarsenal.« (Stephen Fulder: Das Buch vom Ginseng, S. 123 f.)

Diesem »Arsenal« kamen internationale Forscherteams erst in den sechziger Jahren auf die Spur. Sie fanden heraus, daß es sich bei den Hauptwirkstoffen der Wurzel um sogenannte Saponine handelt, eine Gruppe von biologisch sehr aktiven Substanzen, die zur Gruppe der Glykoside gehören.

Dieser Begriff leitet sich von dem lateinischen Wort »sapo« (»Seife«) ab. Man nennt diese Stoffe deshalb so, weil sie in Verbindung mit Wasser einen seifenähnlichen Schaum bilden.

Da diese Stoffe vorher noch nirgendwo in einer solchen Zusammensetzung analysiert worden waren, wurden sie von einer Gruppe japanischer Forscher als »Ginsenoside«

bezeichnet. Dieser Begriff hat sich wissenschaftlich allgemein durchgesetzt.

Inzwischen weiß man, daß diese Substanzen in der Natur relativ häufig vertreten sind und den Infektionsbefall von Pflanzen verhindern.

Nun war auch eine Erklärung für die unterschiedliche Wirkung der Ginsengarten vorhanden. Man kam in aufwendigen Analysen dahinter, daß einzig die Zusammensetzung und das Zusammenspiel der Ginsenoside für die adaptogene Wirkung verantwortlich ist.

Man unterscheidet derzeit zwei große Gruppen von Ginsenosiden, die man als Panaxadiole und als Panaxatriole bezeichnet. Sie weisen eine unterschiedliche Zuckerstruktur auf.

Um die einzelnen Saponine voneinander zu unterscheiden, verwendete man zusätzliche Kürzel:

Die Hauptginsenoside werden als Rb 1, Rb 2, Rc, Rd bezeichnet. Sie gehören zu den Panaxadiolen, zu den Panaxatriolen gehören Rg 1 und Re.

Die Nebenginsenoside unterteilt man in Rb 3, Ra 1, Ra 2, Ra 3, Rg 3, Rh 2, Rs 1, Rs 2 – den Panaxadiolen zugehörig – und Rf, Rg 2 und Rh 1 – den Panaxatriolen zugehörig. Zu den Nebenginsenosiden gehört auch noch Ro, das zur Gruppe der Olcanolsäuren zählt. Es ist zu vermuten, daß in Zukunft noch weitere Ginsenoside bestimmt werden können.

Was man aber bereits weiß und mit großem Erstaunen beobachtet, ist die Tatsache, daß einzelne Ginsenoside völlig gegensätzlich wirken. So erhöht beispielsweise das Ginsenosid Rg 1 den Blutdruck und wirkt so allgemein stimulierend, während Rb1 blutdrucksenkend wirkt und somit allgemein dämpft und beruhigt.

In aufwendigen pharmakologischen Tests hat man denn auch versucht herauszufinden, welches der einzelnen Ginsenoside bei bestimmten Indikationen besonders wirksam ist. Es stellte sich heraus, daß eine optimale Wirkung nur dann gewährleistet ist, wenn man das komplizierte Zusammenspiel der einzelnen Wirkstoffkomponenten nicht zu verändern versucht. Die Wirkstoffqualität hängt von sehr vielen Faktoren ab, so spielen klimatische Bedingungen, Nährstoffqualität des Bodens und die Güte der einzelnen Samen sowie das Anbaugebiet eine entscheidende Rolle.

Die Wirkstoffe sind in den unterschiedlichen Wurzelabschnitten nicht gleichmäßig verteilt. Die höchste Ginsenosidkonzentration findet man in den feinen Seitenwurzeln, was ungemeine Sorgfalt bei der Ernte verlangt: Jede Beschädigung, und sei sie noch so klein, beeinträchtigt die Wirkstoffqualität der Ginsengpflanze.

Neben diesem einmaligen Wirkstoffkomplex hat man weitere Inhaltsstoffe gefunden, die wahrscheinlich ebenfalls eine große Bedeutung für die herausragenden therapeutischen Effekte dieser Heilpflanze haben.

So fand man neben Fetten und verschiedenen ätherischen Ölen auch Proteine, Mineralstoffe wie Natrium und Magnesium, Spurenelemente wie Bor, Eisen oder Mangan, zudem Vitamine wie Vitamin C und Selen. Beiden wird eine hohe antioxidative Wirkung zugesprochen, die sich insbesondere bei Arteriosklerose, Herz-Kreislauf-Erkrankungen und bei Krebserkrankungen auswirken beziehungsweise diese verhindern. Die Antioxidantien wurden in den letzten Jahren sehr gut erforscht, und ihre positive Wirkung scheint unbestritten. Sie gelten als ein hochwirksamer Zellschutzfaktor.

Ein interessanter Bestandteil der Ginsengwurzel ist das Germanium. Es ist in der Heilpflanze in ziemlich hoher Konzentration vorhanden. Es handelt sich dabei um ein metallisches Element, dessen Erforschung noch ganz am Anfang steht. Einige Anzeichen sprechen jedoch für eine hohe Wirksamkeit dieses Stoffes.

Auffallend ist immerhin, daß Germanium auch in anderen asiatischen Heilpflanzen enthalten ist, und zwar in solchen, die man in der chinesischen Medizin schon von jeher gegen bestimmte Geschwulsterkrankungen einsetzt. Doch auch in Pflanzen der westlichen Hemisphäre konnte dieser Stoff, für den sich die moderne Wissenschaft in zunehmendem Maße interessiert, in großen Mengen nachgewiesen werden. So zum Beispiel im Knoblauch. Auch in den Blättern von Christrosen findet man hochkonzentriertes Germanium. Paracelsus erkannte schon vor 500 Jahren, daß diese Pflanze den Alterungsprozeß offensichtlich hinauszögert und daß sie sich überaus günstig auf die allgemeine Lebensqualität auswirkt.

Die Forschung über Germanium hat erst begonnen. Noch gibt es nicht sehr viel mehr Hinweise darauf, wie diese Substanz auf den menschlichen Organismus wirkt und welche Bedeutung sie im Zusammenhang mit der Ginsengwurzel hat.

Sicher scheint zu sein, daß Germanium die Entwicklung von Bakterien verhindert und bei Infektionen und diversen Pilzerkrankungen gut eingesetzt werden kann. Außerdem häufen sich die Vermutungen über seine lebensverlängernde und gesundheitsfördernde Wirkung.

Auch als Stoffwechsel-Katalysator wird diesem Element eine nicht unerhebliche Bedeutung zugesprochen. Das bedeutet, daß die bloße Existenz dieses Stoffes in einem Organismus ausreicht, um lebenswichtige biochemische Prozesse in Gang zu setzen. Dabei ist auffallend, daß sich das Germanium als solches biochemisch nicht verändert und sich auch nicht verbraucht – anders als bei anderen Stoffwechselprozessen.

Außerdem hat man bereits festgestellt, daß dieser Stoff die Blutbildung positiv beeinflußt, was seine stark antibakterielle Wirkung erklären würde, und er erhöht die Sauerstoffversorgung der Zellen. Dies macht das Germanium möglicherweise zu einem wichtigen Mittel in der Krebstherapie, da bei Krebs der natürliche Zellschutz nicht mehr funktioniert.

Denn jeder Organismus, auch der gesunde, produziert täglich zahlreiche Krebszellen, mit denen die natürliche Körperabwehr allerdings spielend fertig wird. Erst wenn dieses natürliche System versagt und das Wachstum der sogenannten entarteten Zellen nicht zu stoppen ist, wenn also die Helferzellen den Ansturm nicht bewältigen können, dann kommt es zu einer Krebserkrankung. Und da eine ausreichende Sauerstoffversorgung der Zellen in der Krebstherapie eben so wichtig ist, wird den betroffenen Patienten immer häufiger organisches Germanium verabreicht. Blutmessungen ergaben, daß sich der Sauerstoffgehalt im Blut dadurch deutlich erhöht.

Mit dem Germanium ist die Schatzkammer der Ginsengpflanze noch lange nicht erschöpft. Die Wissenschaft
stößt auf immer neue wertvolle Inhaltsstoffe, die Ginseng
zu einem einmaligen Heilmittel in der Naturmedizin
machen.

Da wäre zum Beispiel das Arginin, ein wichtiger Stoff
für die Harnstoffbildung.

Für die Knochen- und Zahnbildung ist das Calcium
unentbehrlich.

Codein wirkt wie ein leichtes Beruhigungsmittel und ist
zudem krampflösend.

Ascorbinsäure beeinflußt die Wirkung der Hormone,
ist wesentlich beteiligt am Aufbau der Zellen, schützt
vor Mangelerscheinungen und unterstützt die Wund-
heilung.

Folsäure verhindert Anämie.

Pantothensäure benötigen wir für den Aufbau und die
Funktion von Gewebe, sie schützt die Schleimhäute vor
Infektionen, hilft bei Störungen der Leberfunktion und
beugt Entzündungen des Magen-Darm-Kanals vor.

Kalium, Aluminium und Natrium wirken fiebersen-
kend, verdauungsfördernd und krampflösend, insbesondere bei Asthma.

Vitamin B12 fördert den Stoffwechsel, wird dringend
für die Bildung der roten Blutkörperchen benötigt, erweist
sich als wirksam bei Schwächezuständen und Konzentra-
tionsstörungen.

Und dann finden sich noch Phosphor, Eisen, Kobalt,
Mangan, Vanadium, Kupfer, Zink und Magnesium. Sie
sind für den Bewegungsapparat, für Muskeln und Nerven
und also für den gesamten Organismus unentbehrlich.

Diese erstaunliche Ansammlung der unterschiedlichsten Elemente, die alle lebenswichtig für unseren Organismus sind, läßt langsam erahnen, was den Ginseng auch pharmakologisch zu einer Königin der Heilpflanzen macht.

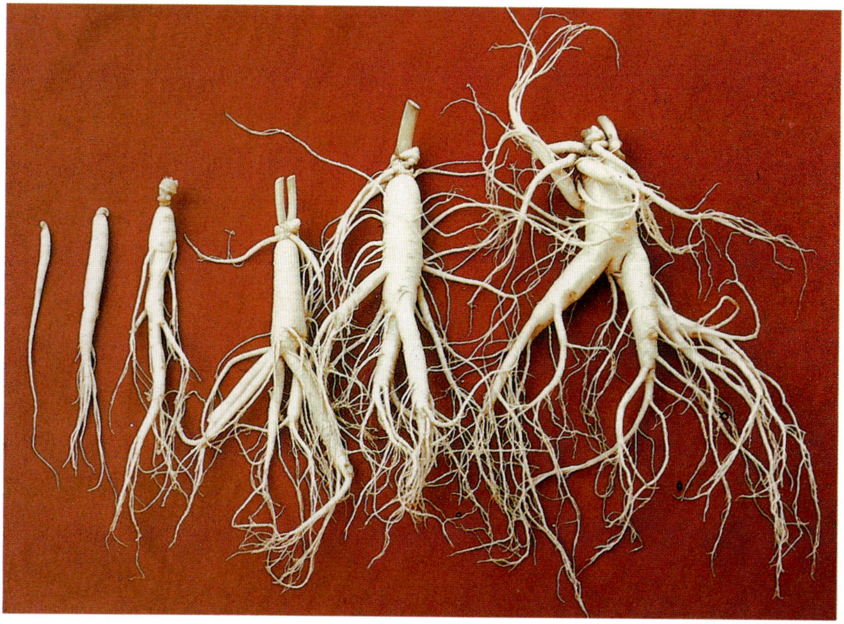

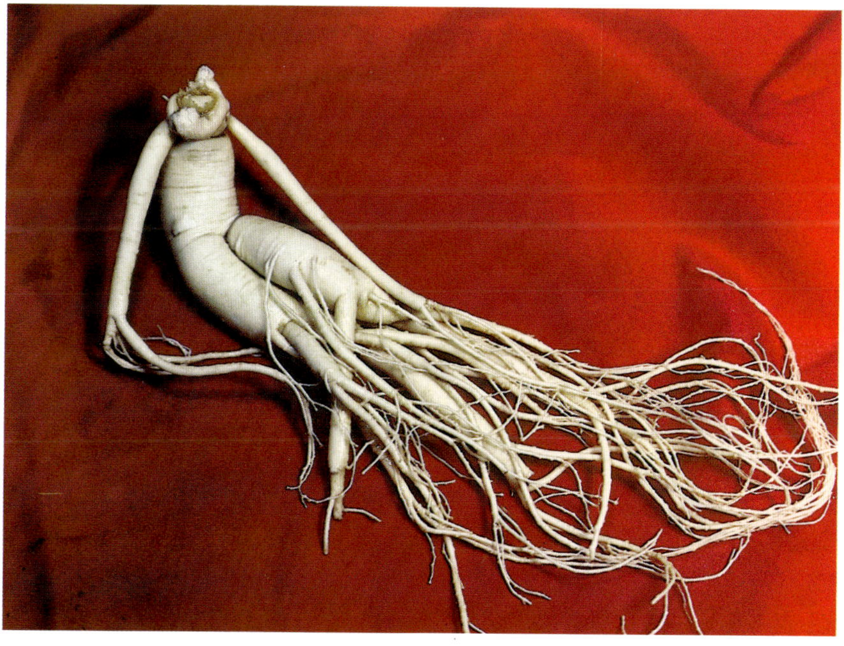

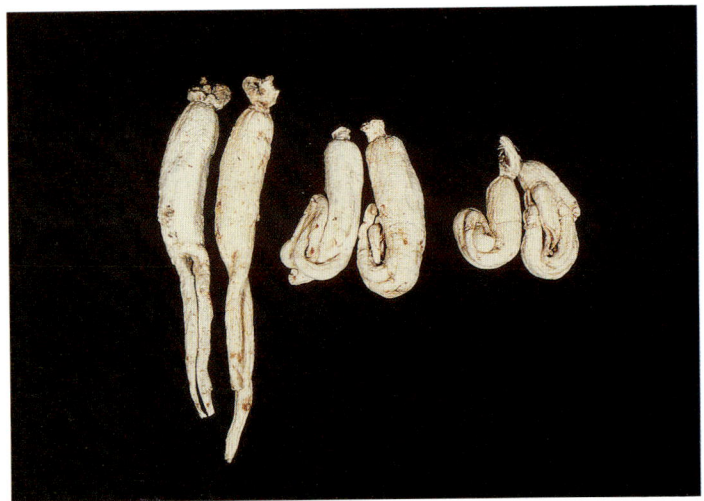

Verschiedene Ginsengwurzeln in unterschiedlichen
Wachstumsstadien

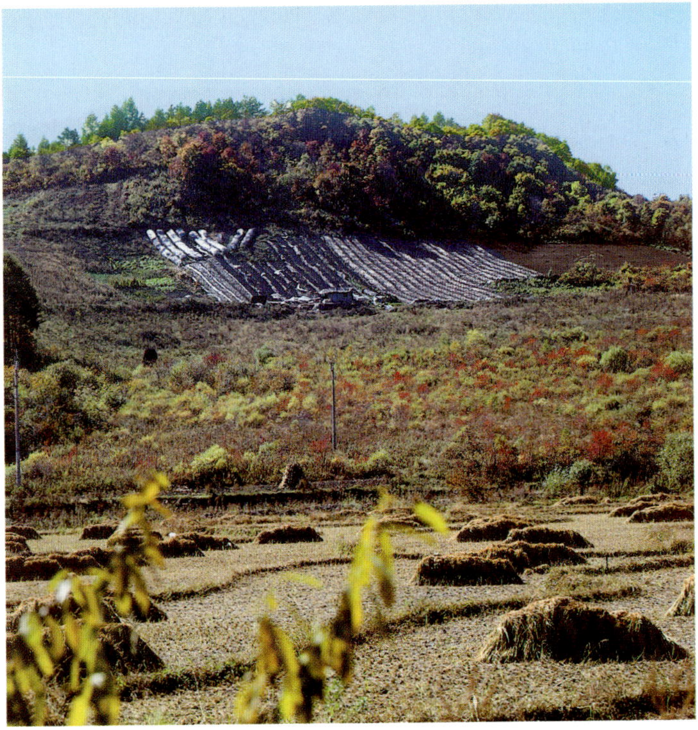

Traditionelle Massenkultivierung des Ginseng

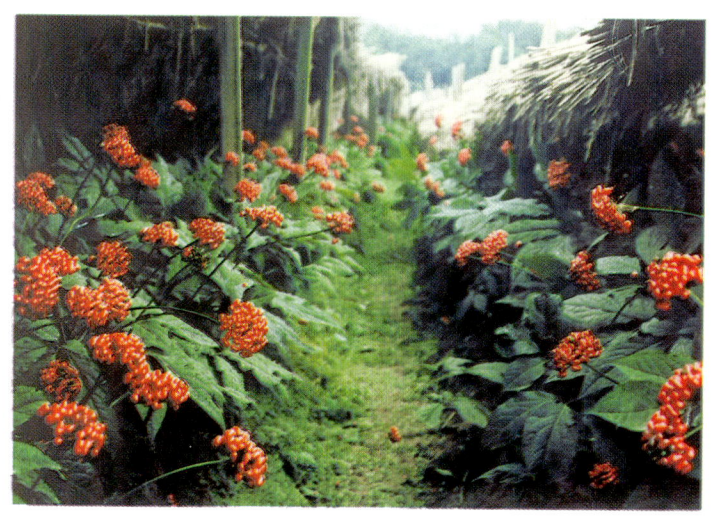

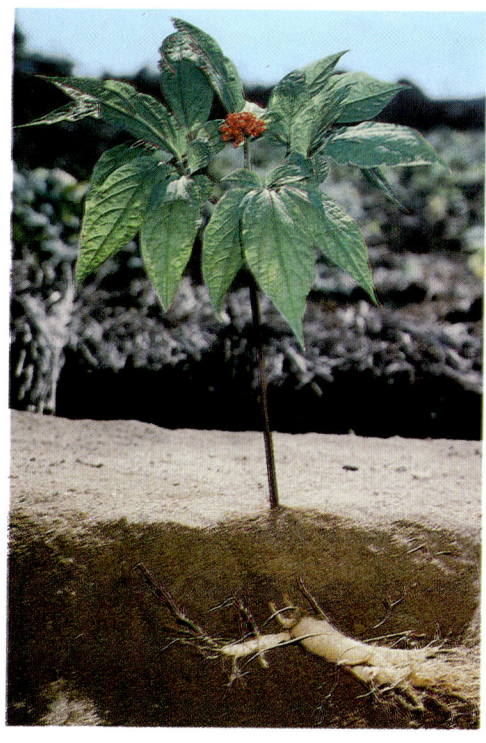

Ginsengplantage in Korea

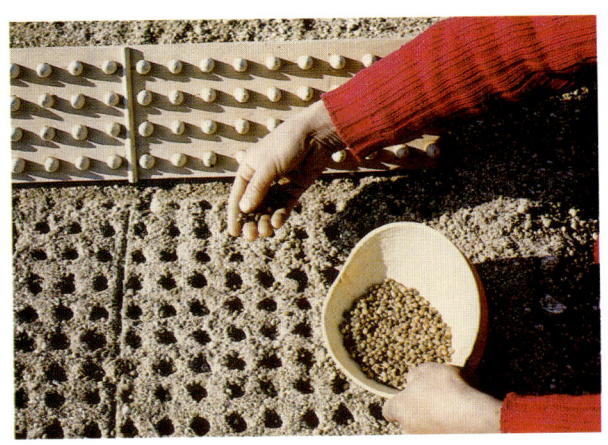

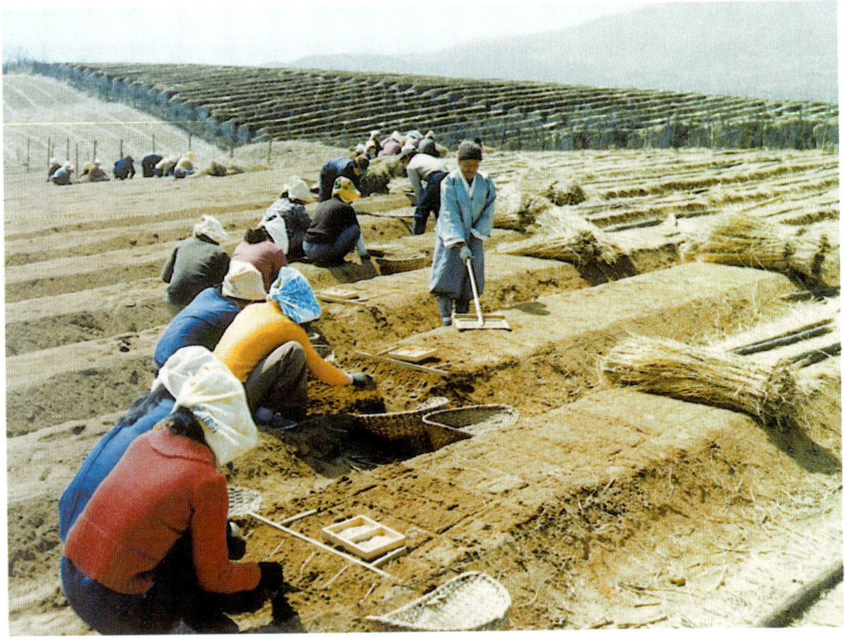

Aussaat der Keimlinge

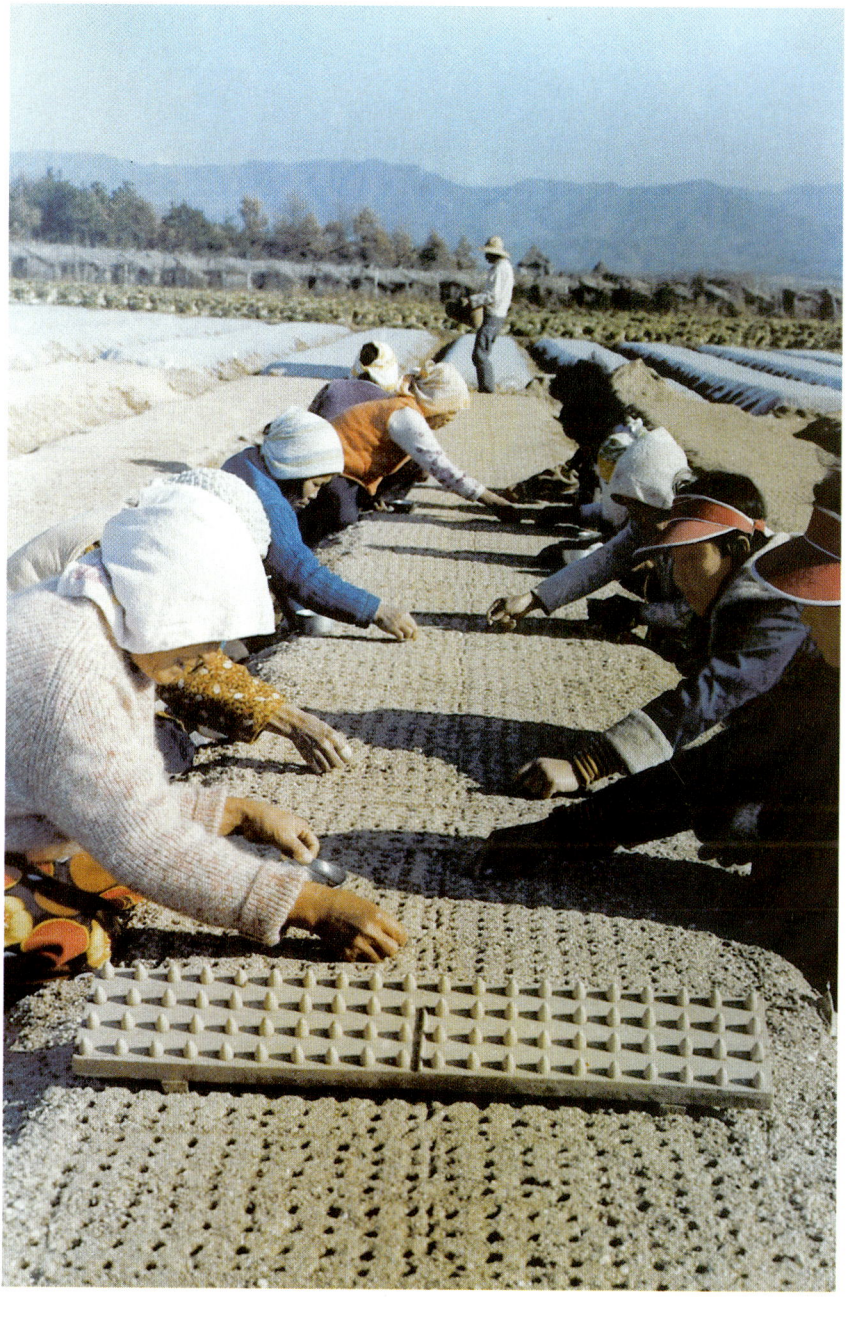

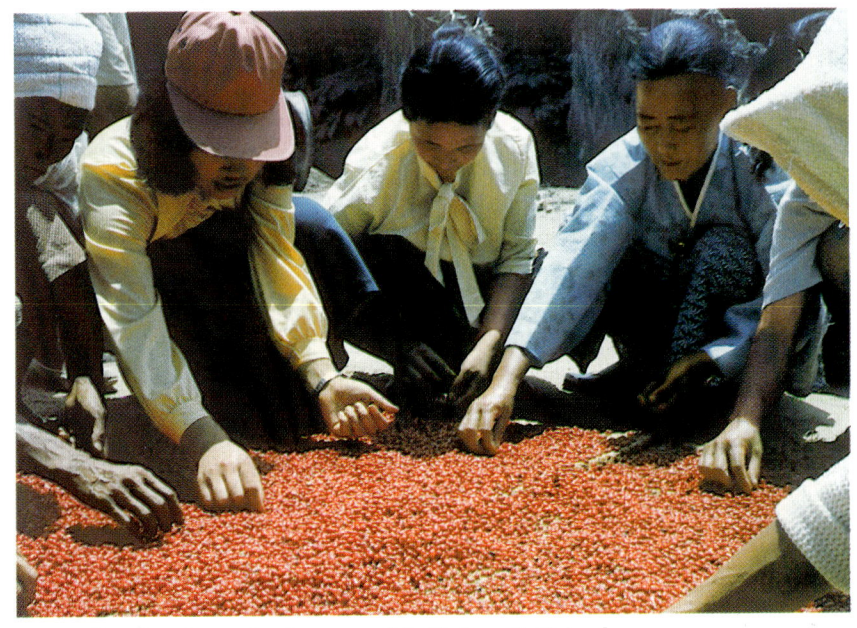

Qualitätskontrolle in unterschiedlichen Reifegraden

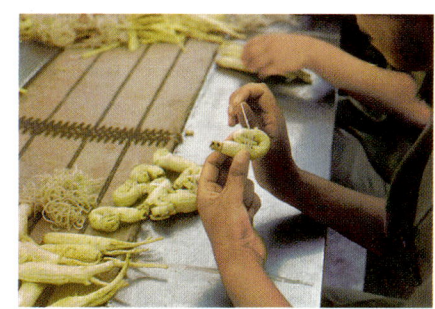

Säuberung der Wurzeln in
mühevoller Handarbeit

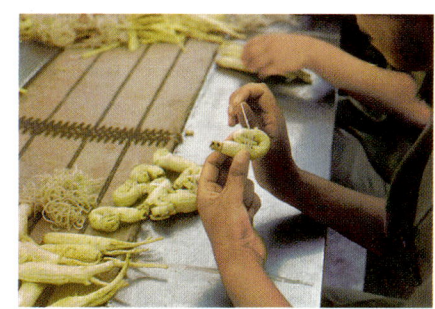

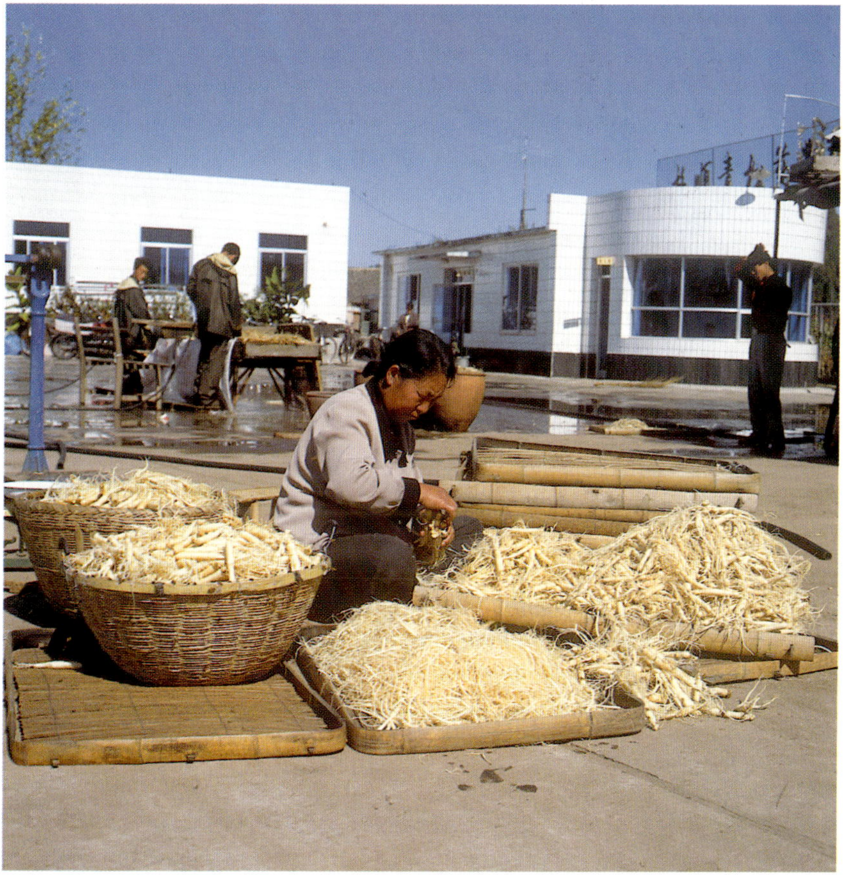

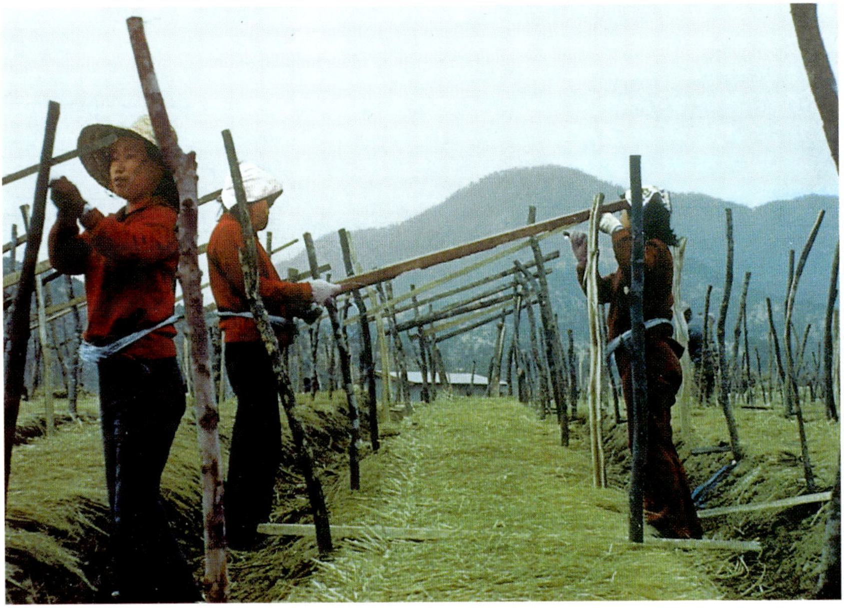

Aufbau der Sonnendächer mit Reisstrohmatten

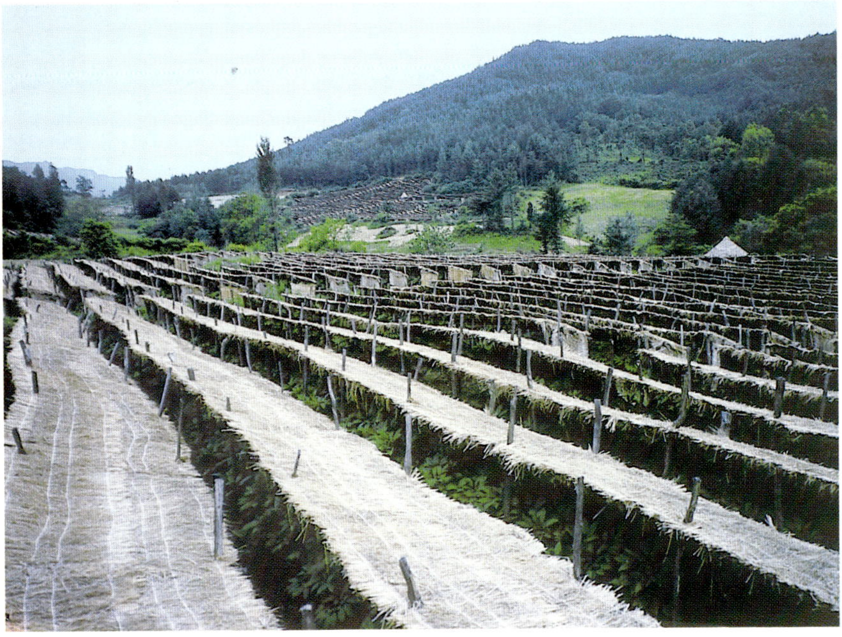

Die Sonnendächer

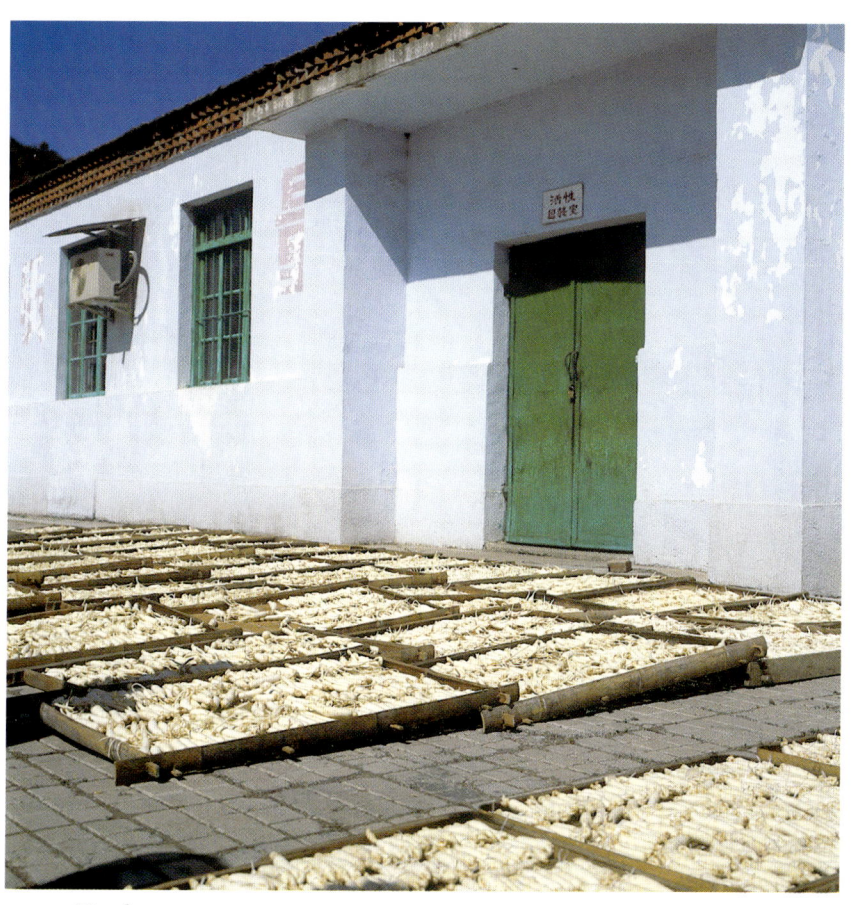

Trocknung

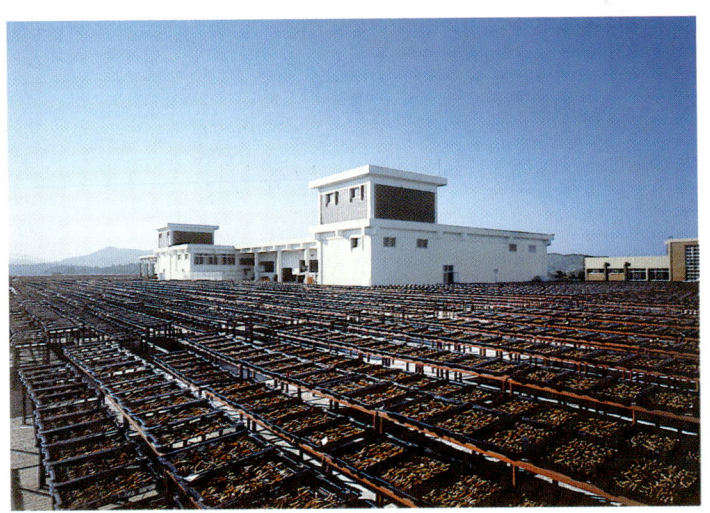

Trocknungsverfahren

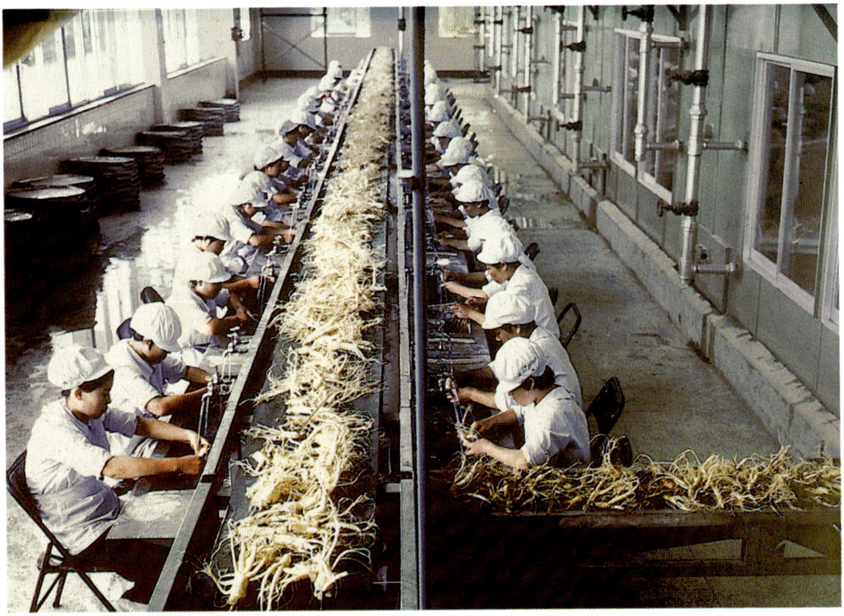

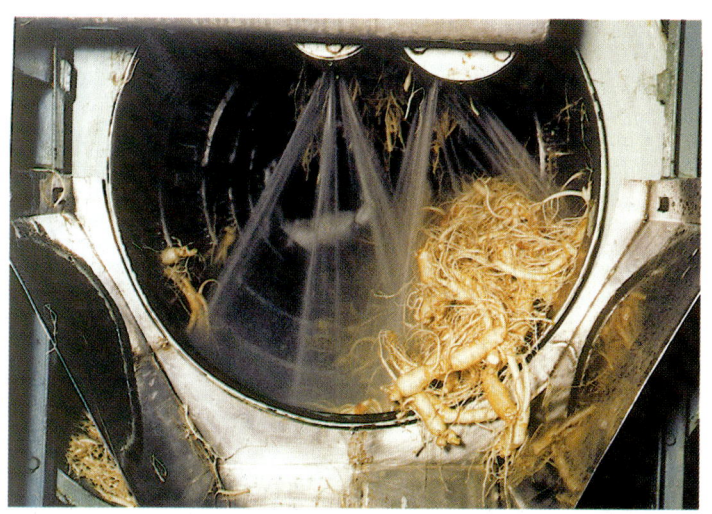

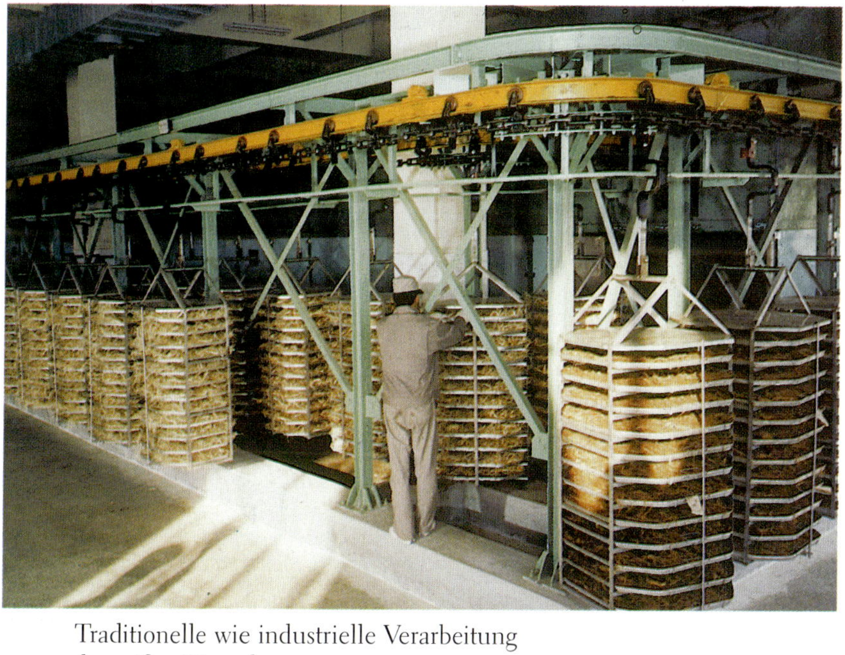

Traditionelle wie industrielle Verarbeitung
der reifen Wurzeln

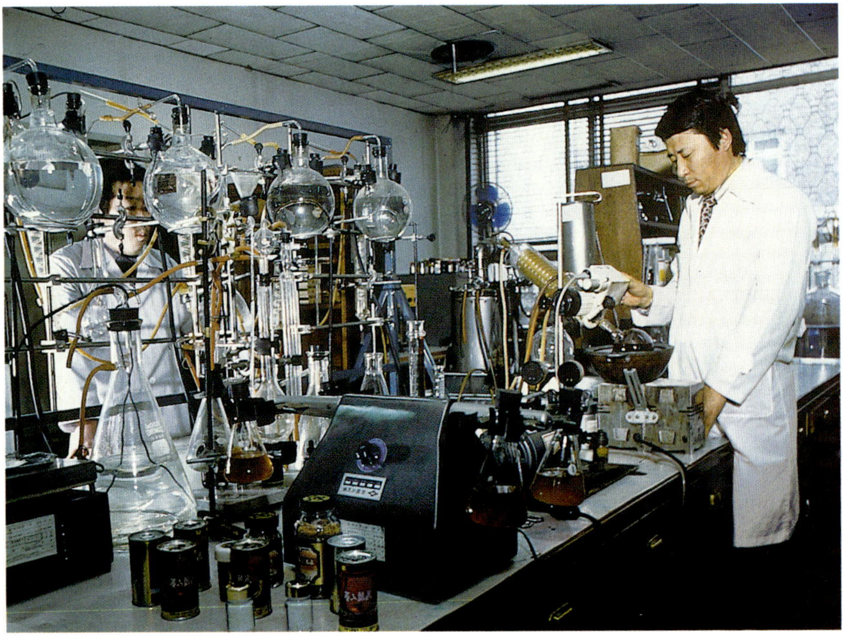

Qualitätskontrolle des Wirkstoffgehalts

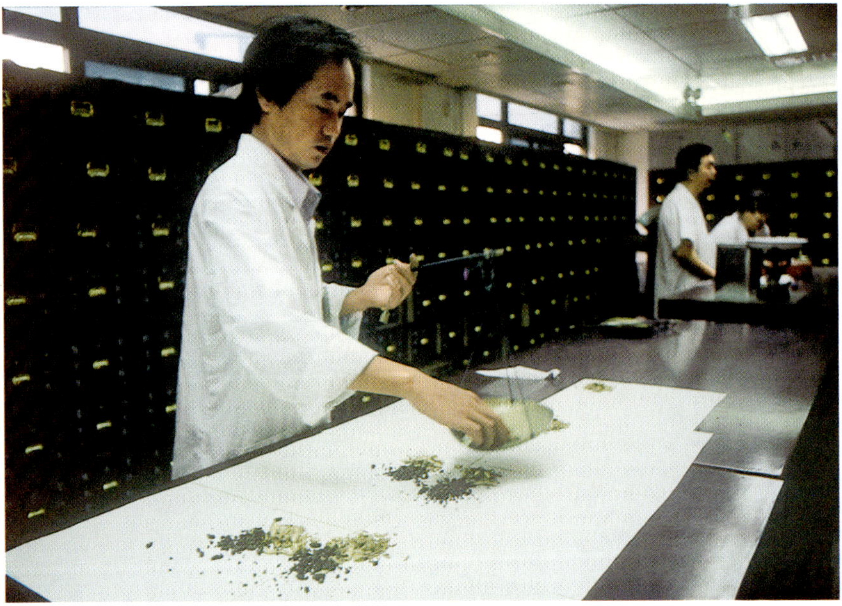

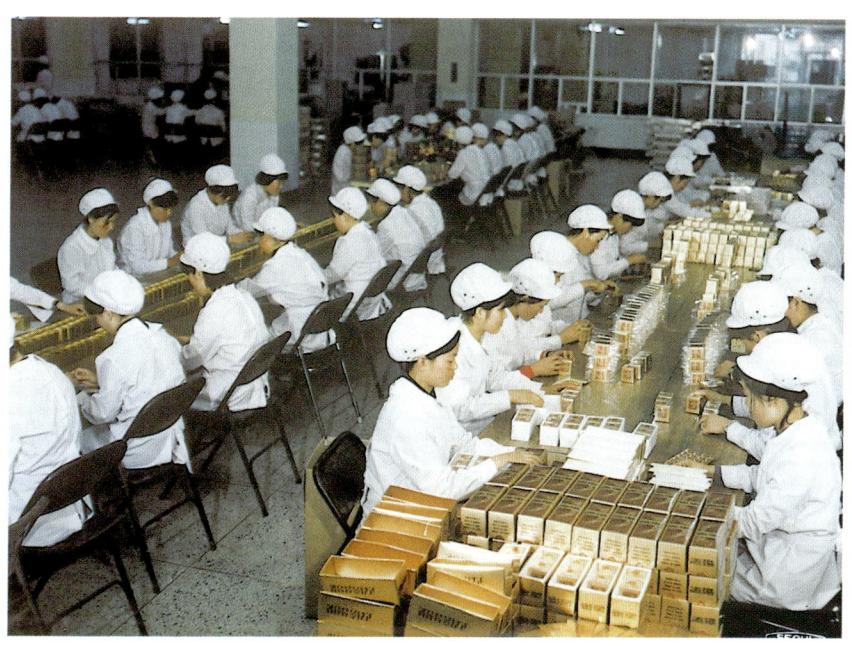

Die Wurzel wird für den Handel abgepackt

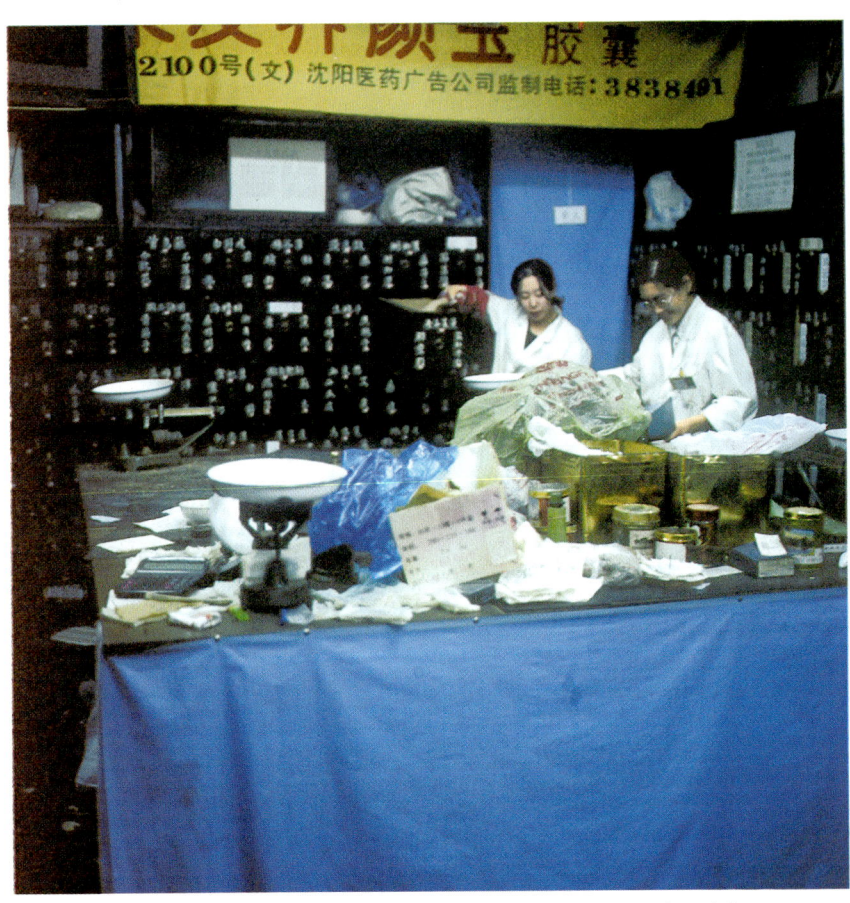

Typischer Ginsenghandel in Asien –
mehr oder weniger professionell

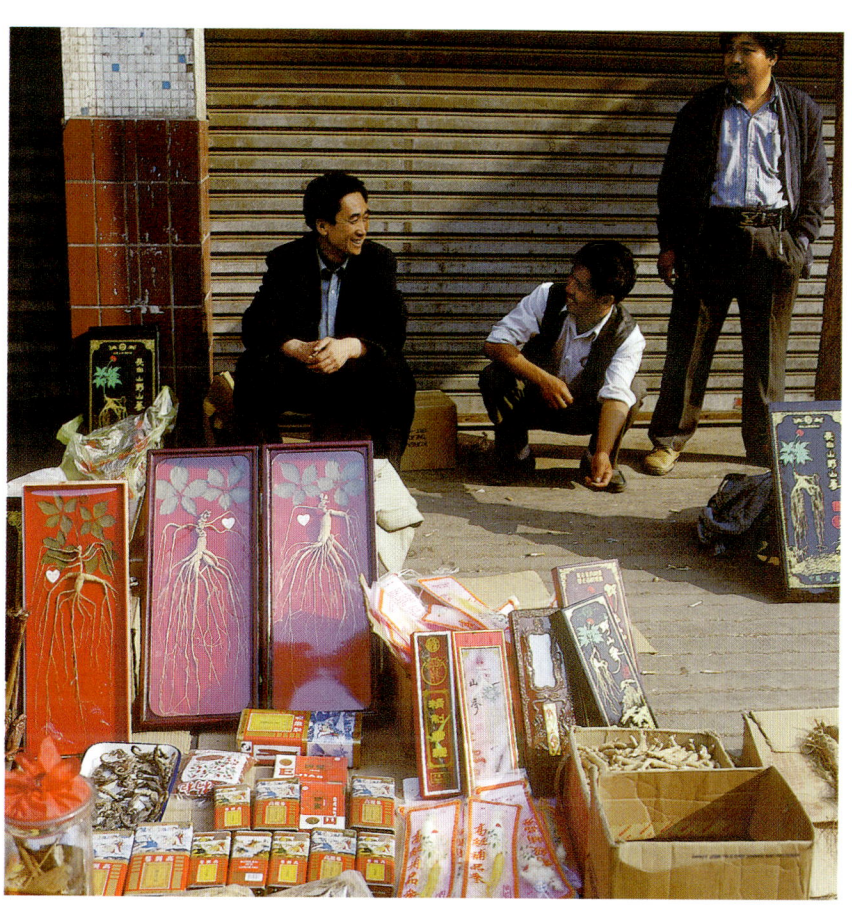

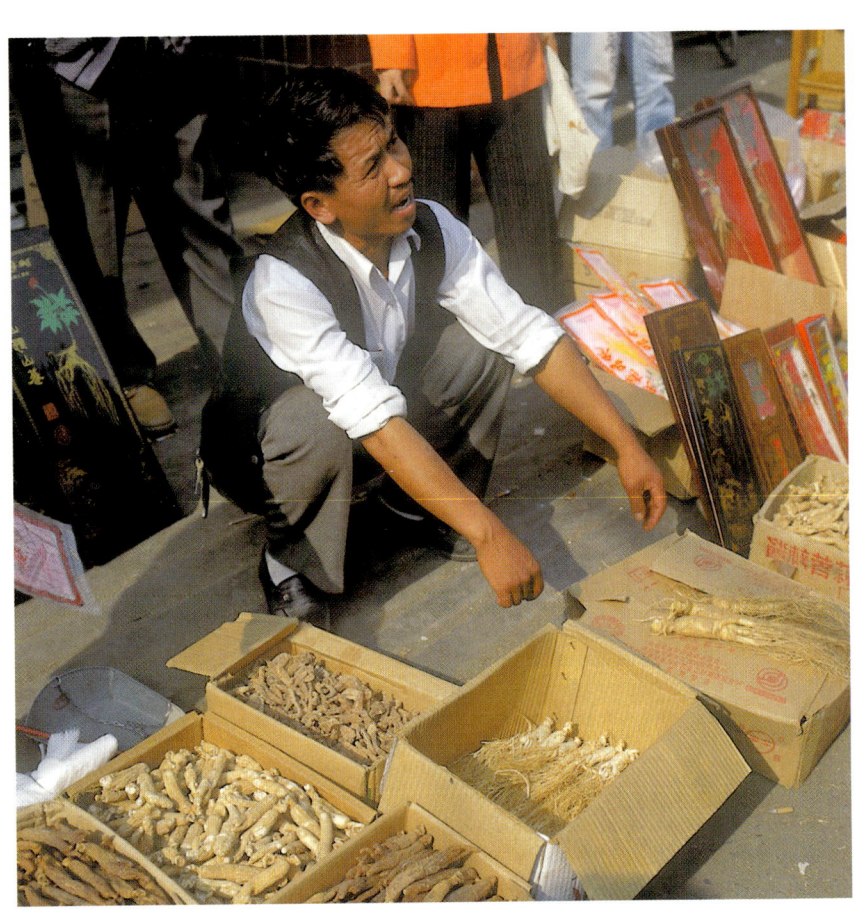

XII
WESTLICHE HEILMETHODEN: EINZIG SELIGMACHENDE ALTERNATIVE?

Um zu verstehen, warum der Ginseng in seiner ostasiatischen Heimat eine einzigartige Stellung besaß und sich diese bis heute bewahren konnte, muß man sich das System der traditionellen chinesischen Medizin ansehen, in welchem er zur Anwendung kommt.

Dieses System basiert auf anderen Grundlagen als jenes der westlichen Schulmedizin. Vereinfacht könnte man sagen: Unsere westliche Medizin ist ein Krankheitsbekämpfungssystem – und hat darin unbestreitbare Erfolge. Die asiatische Medizin hingegen thematisiert die Frage des guten, gesunden und langen Lebens. Sie ist ein Gesundheitsförderungssystem. Für sie spielen Lebensweisheit und Einklang zwischen Mensch und Natur eine zentrale Rolle.

Betrachtet man unseren zeitgenössischen Medizinbetrieb, so scheint dieser vergleichbar mit einer gigantischen Militärmaschine. Der einzelne Patient ist hier nur noch Bestandteil einer Kriegsfront, an der mit allen Mitteln chemischer, technischer und elektronischer Kriegsführung gegen den Feind des Menschen, die Krankheit, zu Felde gezogen wird. Therapie ist vor allem Kampf gegen Krankheitsherde, Viren, Bakterien und andere Stör-faktoren.

Heerscharen von Schulmedizinern sind damit beschäf-tigt, die Flut der ständig zunehmenden Zivilisations-erkrankungen in den Griff zu bekommen. Dabei stehen Kliniker und niedergelassene Ärzte nicht nur vor dem Problem, die richtige Diagnose zu stellen und dann eine entsprechende Therapie zu wählen, sie kämpfen vielmehr oft um die eigene Existenz.

Das mag paradox erscheinen, wenn man davon ausgeht, daß die Zahl der Patienten immer mehr zunimmt, immer neue und andere Krankheiten auftauchen, die behandelt werden müssen. Angesichts des Umfangs sich ständig ausweitender Fronten droht unserem Gesundheitssystem der Kollaps.

Die Versuche, dieses Problem von politischer Seite in den Griff zu bekommen, erweisen sich in zunehmendem Maße als kontraproduktiv. Wir entwickeln uns immer mehr in Richtung einer Zweiklassenmedizin, deren Vor-teile sich irgendwann nur noch die Reichen leisten können.

Die Kassen streichen immer mehr an Leistungen, und chronisch Kranke haben inzwischen außer ihrem Leiden auch noch das Problem immer höherer Zuzahlungen.

Die Auswirkungen moderner Zivilisationserkrankun-gen, so wie sie nur Industrienationen kennen, verschlin-gen Milliarden an Therapiekosten. Dabei wären bestimm-te Krankheiten ohne großen Aufwand zu vermeiden. So zum Beispiel alle, die durch falsche Ernährung bedingt sind. Betrachten wir einmal die Folgen von Übergewicht: Oft leiden Übergewichtige in den mittleren Jahren zu-

sätzlich unter einem Diabetes Typ II, also der nicht gene-
tisch bedingten Form, sie haben außerdem meist Herz-
Kreislauf-Erkrankungen, Arteriosklerose und schwere or-
thopädische Probleme, um nur einige Auswirkungen zu
nennen. Aber auch Magersucht und Bulimie sind typische
Zivilisationserkrankungen unserer Tage.

Ebenso scheinen verschiedene Krebsformen mit der
Ernährung zusammenzuhängen. Das beweisen großange-
legte Studien, die man in ganz Europa und auch in Asien
durchgeführt hat. So tauchen beispielsweise im Mittelmeerraum bestimmte Krankheiten überhaupt nicht oder
viel seltener auf. Man kennt dort kaum Übergewicht,
viel weniger Menschen leiden unter Diabetes Typ II, und
auch die Zahl der Herz-Kreislauf-Erkrankungen ist deutlich geringer.

Natürlich hat man daraufhin versucht, durch breit-
flächige Aufklärungskampagnen das Eßverhalten der
Bevölkerung zu verändern, aber der erhoffte Erfolg blieb
aus.

Mag vielleicht der ein oder andere sogar den festen
Vorsatz gefaßt haben, künftig etwas mehr für seine Gesundheit zu tun – derartige Bestrebungen verlaufen meist
schnell im Sande. »Der Weg zur Hölle ist mit guten
Vorsätzen gepflastert«, heißt es schon im Sprichwort.

Die Begeisterung für fremdländische Speisen wird
meist im Sommerurlaub ausgelebt. Wenn man sich dann
zu Hause einmal gerne an die schöne Zeit erinnern möchte, dann geht man eben zum Italiener, zum Inder oder
zum Japaner. Zu Hause verläßt man ungern die gewohn-
ten Pfade – frei nach dem Motto: Darf's ein bißchen mehr
sein? Und warum sollte man auf die Mehlschwitze ver-

zichten und auf den extra Löffel Butter? Wenn es zu heftig
wird mit dem Übergewicht, dann kann man ja immer
noch eine Diät machen. Ein unerschöpfliches Thema!

Zudem könnte man den Eindruck gewinnen, daß
Krankheit in vielen Fällen gar nicht als etwas besonders
Schlimmes verstanden wird: Wer krank ist, bekommt die
ungeteilte Aufmerksamkeit seiner Umgebung, im Warte-
zimmer findet sozialer Austausch statt, und endlich hat
man das volle Recht, sich nur mit sich zu beschäftigen –
übrigens auch eine Konsequenz unserer Zivilisation, in
welcher der einzelne immer mehr sich selbst überlassen
ist und oft unter unerträglicher Einsamkeit leidet. Auch
solche Emotionen können der Auslöser für gewisse Krankheiten sein. Plötzlich tauchen Symptome auf, Schmerzen,
Angstzustände, völlige Erschöpfung oder jäher Leistungsabfall.

Ein Beispiel: Annemarie S., 42 Jahre alt, fühlt sich seit
Wochen völlig abgeschlagen und erschöpft. Sie kommt
buchstäblich nicht mehr hoch, jede Aufgabe wird zur
regelrechten Tortur.

Ihren Job erledigt sie vollkommen lustlos, die nie enden
wollende Hausarbeit empfindet sie als Überbeanspruchung, und an vergnügte Freizeitgestaltung ist gar nicht
mehr zu denken.

Außerdem hat sie große Probleme mit dem Schlafen:
wenn sie überhaupt einschläft, wacht sie nachts mehrfach
schweißgebadet auf. Sie fühlt sich nur noch gerädert.

Hinzu kommt, daß sie sich auch privat völlig überfordert fühlt, sich mit Familie und Freunden ständig über-
wirft, weil sie nur noch gereizt auf alles reagiert, jede

Bemerkung als Angriff auf die eigene Person wahrnimmt. Sie fühlt sich von jedem unverstanden und ungerecht behandelt. Kurzum, sie ist ständig sehr nahe »am Wasser gebaut«.

Und sie registriert zunehmend körperliche Beschwerden. Sie leidet unter Schwindel, Durchfällen, hat häufig Magenschmerzen und verspürt häufig Übelkeit. Sie empfindet buchstäblich alles »zum Kotzen«. Und jetzt beginnt der eigentliche Teufelskreis.

Sie rennt von Pontius zu Pilatus, ein Spezialist verweist sie an den nächsten, der Allgemeinarzt zum Internisten, dieser zum Gastroenterologen, der wiederum zum Kardiologen, und so gibt sie am Ende ein Paradebeispiel ab für ein weiteres Phänomen der modernen Industriegesellschaft: den Medizintourismus. Jeder einzelne Arzt tut sein Bestes, verschreibt Medikamente, Kuren und versucht sich an einer Diagnose. Aber die Symptome verschwinden entweder nur kurzfristig oder gar nicht. Die Patienten fühlen sich nicht wirklich besser, sie leiden allenfalls zusätzlich an den Nebenwirkungen der Medikamentenberge.

Denn oft weiß der gerade konsultierte Arzt gar nicht, was der Patient schon alles in sich hineingestopft hat – auch für dieses Phänomen gibt es inzwischen schon einen feststehenden Begriff: man nennt die betroffenen Menschen Multitoxikophagen – also solche, die viel Gift in sich hineinfressen (griechisch »phagein«, »fressen«).

Das rührt daher, daß Beratung und Anamnese so schlecht honoriert werden, daß oft die Zeit für eine intensive Befragung des Patienten gar nicht mehr ausreicht.

Außerdem sind gerade die niedergelassenen Ärzte inzwischen unter einem derartigen Konkurrenzdruck, daß sie zusehen müssen, wie ihre Praxis überlebt. Und wenn es sich um eine teure Facharztpraxis mit entsprechendem Gerätepark handelt, so muß sich dieser mittel- bis langfristig bezahlt machen. Unter diesem System leiden Ärzte und Patienten gleichermaßen, wichtigster Faktor ist die Zeit, doch die ist knapp. Nicht selten wäre ein längeres Gespräch zwischen Arzt und Patienten durchaus ausreichend, um zu einer richtigen Diagnose zu kommen, aber für solchen »Luxus« zahlt inzwischen keine Kasse mehr. Und wenn dann ein geschundener und entnervter Patient seine Odyssee erfolglos beendet hat, ohne daß es ihm dadurch bessergeht, wird er nicht selten in letzter Instanz an einen Psychiater verwiesen.

Für solche Patienten, die durch das Raster des modernen Medizinapparates fallen, gibt es selbstverständlich längst einen entsprechenden Stempel: funktionelle oder psychovegetative Störung, oder – eine bemerkenswerte Diagnose – es wird ihnen gesagt, die Krankheit sei kryptogenetisch bedingt. Dahinter verbirgt sich eine besonders gelungene wissenschaftliche Umschreibung dafür, daß man trotz tausender ebenso teurer wie überflüssiger Tests nicht herausfinden konnte, was dem Patienten eigentlich fehlt und was die Ursachen für seine Leiden sind. Aber das liegt daran, daß bei uns immer nur einzelne Symptome behandelt werden, der Mensch als Ganzes wird in der modernen Medizin überhaupt nicht wahrgenommen.

Nehmen wir unseren Fall der Annemarie S.: Sie leidet unter einer mittelschweren Depression mit einer sehr typischen körperlichen Symptomatik: eine Diagnose, die nicht zwischen Tür und Angel gefällt werden kann. Behandelt wurden bei ihr nur die einzelnen körperlichen Krankheitsbilder, die Depression blieb lange unerkannt.

Durch ein ausführliches Gespräch mit einem lebens- und praxiserfahrenen Hausarzt wäre man sicher sehr viel schneller zu einer richtigen Diagnose gekommen. Die Patientin hätte sich einiges an Leid erspart, denn nach einiger Zeit begann sie, an ihrer eigenen Wahrnehmung zu zweifeln und bekam das Gefühl nicht los, eine Simulantin zu sein.

Aber der normale Alltag in einer Praxis erlaubt es gar nicht, sich länger auf einen einzelnen Patienten einzulassen. Der tägliche Patientendurchlauf muß gewährleistet werden, um auf den richtigen Schnitt zu kommen. Und so wie es scheint, ist mit einem Wandel in dieser Hinsicht auch in nächster Zukunft nicht zu rechnen: Muß doch vielmehr darauf geachtet werden, daß die Wachstumsbranchen Medizin und Pharmaindustrie keine Einbrüche erleiden. Krankheit ist inzwischen zu einem ungeheuren Wirtschaftsfaktor geworden. Doch trotz ständiger Diskussion erfreuen sich Pharma- und Chemieaktien nicht nur bei Privatanlegern größter Beliebtheit: als Aktienanleger ist man hier auf der sicheren Seite. Die Krankheitsindustrie wächst und wächst, Strategien zur Erhaltung der Gesundheit würden womöglich die Gewinne schmälern.

Und so boomt das Geschäft mit Mitteln und Medikamenten, die angefressene Pfunde wieder verschwinden lassen, den ebenfalls ernährungsbedingten Cholesterinfettspiegel wieder in normale Bahnen lenken und auch

müde Männer wieder zu Hochform auflaufen lassen. Die
Industrie macht es möglich. Was sie damit unmöglich
macht, ist die Eigenverantwortlichkeit des einzelnen, dafür zu sorgen, daß er erst gar nicht zum Patienten wird.
Denn in unseren modernen Industrienationen gilt offensichtlich die Devise: Erlaubt ist, was Spaß macht, und
wenn es gesundheitsschädlich ist, so läßt es sich schon
richten.

Unser modernes Krankheitsverwaltungssystem beschäf-
tigt sich vorwiegend mit der Bekämpfung von Symptomen. Von einer Heilung im eigentlichen Sinne sind wir
weit entfernt.

Daher verwundert es nicht, daß immer mehr Rufe nach
alternativen Heilmethoden laut werden, daß die Naturmedizin sich auch bei uns eines immer größeren Interesses erfreut und daß man sich auch im Westen darauf
besinnt, daß andere Kontinente eine Heilkunst entwickelt
haben, die ihnen über Jahrtausende Nachfrage und Anerkennung gesichert hat.

Dennoch sollten wir nicht in das Extrem verfallen, die
Leistungen der Schulmedizin unter den Tisch zu kehren.
Wir sollten uns vor Übertreibungen hüten. Ein kluger
Publizist hat das Wörtchen »und« als den entscheidenden
Begriff des nächsten Jahrhunderts bezeichnet. Nicht
Schulmedizin oder alternative Heilkunst wäre danach die
Fragestellung, sondern: Wie können wir beide produktiv
verbinden? Wie können wir voneinander lernen, wie aus
den augenfälligen Vorteilen der anderen Richtung Nutzen
ziehen?

Bis vor kurzem war die Schulmedizin nicht bereit, andere Formen der Behandlung überhaupt in Betracht zu

ziehen, geschweige denn, sie gar zu akzeptieren. Und dies nicht ganz zu Unrecht: Um die Nachfrage der frustrierten Patienten zu bedienen, gab es eine Flut von Angeboten – und nicht viele genügten dem Anspruch der Seriosität.

Wochenendangebote nach dem Motto »In 48 Stunden Meister in Akupunktur«, »Handauflegen für Anfänger«, »Wunderheilen leichtgemacht«, »Was Sie schon immer über Naturmedizin wissen wollten«, »Homöopathie für jedermann« dienten sicher nicht dazu, ausgewiesene Skeptiker zum Umschwenken zu bewegen. Im Gegenteil. Schulmedizin und Krankenkassen fuhren schwere Geschütze auf, um dieser Entwicklung entgegenzuwirken. Oft zu Recht, aber nicht selten wurde dabei das Kind mit dem Bade ausgeschüttet.

Dabei hätte man nur einmal einen Blick über den großen Teich werfen müssen. In Amerika, schon immer Synonym für modernste Entwicklung und Fortschritt, hat man schon längst begriffen, daß man eingefahrene Wege verlassen muß, um den Bedürfnissen der Patienten auch in Zukunft gerecht zu werden.

Seit geraumer Zeit gibt es an amerikanischen Universitäten die Möglichkeit, zusätzlich zum schulmedizinischen Studium eine Ausbildung etwa in Traditioneller Chinesischer Medizin (künftig als TCM abgekürzt) zu absolvieren. In den USA hat man damit zwei angeblich unvereinbare Gegensätze verbunden, die sich allerdings auf das beste zu ergänzen scheinen. Ein Beispiel, das in unseren Breitengraden erst langsam Nachahmer findet.

Die amerikanischen Erfahrungen haben gezeigt, daß sich im Zusammenspiel beider Richtungen, also der westlichen und der traditionellen fernöstlichen Medizin, er-

staunliche Erfolge erzielen lassen. Denn die beiden Bereiche addieren sich nicht nur, sie potenzieren sich.
Indem jedes einzelne System um seine Grenzen weiß und
die Möglichkeiten der »anderen« Medizin gezielt nutzt,
kommt man zu ermutigenden Ergebnissen.

Gewiß gibt es bei uns noch in weiten Kreisen ausge-
prägtes Mißtrauen gegen derartig fremde Behandlungsmethoden. Wenn man sich jedoch diese völlig andere
Form der Gesundheitsauffassung etwas näher betrachtet,
dann kommt man schnell zu der Erkenntnis, daß es sich
keineswegs um Quacksalberei und Scharlatanerie handelt, sondern um ein sehr ausgereiftes System, das mit
seiner komplexen Begrifflichkeit versucht, den Menschen
als Ganzes, als Körper und Geist, als Natur und Kultur-
wesen, als einzelnen und als allgemein geprägten Teil der
Welt zu fassen. Dieses System gipfelt in individuell ab-
gestimmten Therapieformen. Mit deren Eingehen auf die
Eigenheiten jedes einzelnen verkörperte es somit einen
Wert, der gerade in dem auf seinen Individualismus so
stolzen Westen verlorenzugehen droht.

XIII
TRADITIONELLE CHINESISCHE MEDIZIN: WENN DER KOSMOS IM GLEICHGEWICHT IST

Wenn man bei uns in letzter Zeit immer häufiger mit dem Kürzel TCM konfrontiert wird, dann schlägt bei so manchem die Phantasie Purzelbäume. Was verbirgt sich hinter diesen Buchstaben? Geheimbund oder Sekte, in jedem Falle doch offensichtlich etwas Unseriöses, etwas, von dem man sich am besten fernhalten sollte!

Auch in unseren Breitengraden gibt es immer mehr Praxen, die sich mit diesem Kürzel schmücken. Mancher macht instinktiv einen großen Bogen um solche Örtlichkeiten. Diejenigen aber, die etwas besser informiert sind und es gewagt haben, die Schwelle zu anderen Welten zu überschreiten, sind durchwegs begeistert.

Unter ihnen gibt es Patienten, die schon alles versucht haben und am Ende noch kränker waren als vorher. Sie wollten weg von der ewigen Chemie und den Therapien nach Schema F. Und sie wurden fündig.

Unter TCM versteht man die Traditionelle Chinesische Medizin, die sich inzwischen auch bei uns einer immer größeren Beliebtheit erfreut, weil die Defizite der anderen Methoden zunehmend an den Tag treten.

Im Gegensatz zu den verschiedenen »Geistheilern« aus dem esoterischen Bereich kann die TCM überprüfbare und wiederholbare Resultate vorweisen. Pharmakologen können durch Inhaltsanalysen die Wirkmechanismen der Kräutermedizin überprüfen, Neurologen die zerebralen Vorgänge beim Einsatz von Akupunktur protokollieren.

Und dennoch erschöpfen sich darin die Potentiale der asiatischen Heilkunst nicht. Obwohl es sich bei der TCM um einen vollkommen seriösen Zweig der Medizin handelt, haben wir es doch mit einer völlig anderen Auffassung von Gesundheit und Krankheit zu tun. Dieses System besteht in einer jahrtausendealten Tradition und ist in sich geschlossen und logisch. Es mag auf den ersten westlichen Blick sehr fremd erscheinen, aber bei näherer Betrachtung erweist es sich als durchaus nachvollziehbar und inspirierend. Die philosophische Seite haben wir schon erörtert. Das chinesische System und die damit verbundene Art der Weltauffassung spiegelt sich aber auch im Umgang mit Krankheit und Gesundheit wider.

Was also ist TCM und wie wird damit gearbeitet, diagnostiziert und geheilt?

Dr. Michael Grandjean ist von Haus aus Schulmediziner, hat aber seit nunmehr vierzehn Jahren eine erfolgreiche TCM-Praxis. Über mangelnden Patientenzulauf kann er sich nicht beklagen. Er erhielt seine Ausbildung in TCM an einer der ersten derartigen Kliniken in Deutschland. Zusammen mit einem Kollegen verfaßte er eine umfassende Einführung in die faszinierende Thematik. Aus diesem Übersichtswerk, das nicht nur für Leute vom Fach, sondern auch für Laien geeignet ist, um tiefer in die Materie einzusteigen, beziehen wir die folgenden Ausführungen.

Zum Grundverständnis: Während die westliche Medizin für jedes Organ und jeden Teil des menschlichen Körpers ein anderes Therapiefeld absteckt (das dann von den zuständigen Fachspezialisten bearbeitet wird), versucht die chinesische Medizin, den Gesamtblick auf den Patienten zu wahren. Ganz ohne Klassifizierung geht es natürlich auch hier nicht ab, und dabei kommt die Vorliebe des chinesischen Denkens für Polaritäten zum Vorschein. Man unterscheidet zwischen inneren und äußeren Erkrankungen. Unter inneren Erkrankungen versteht man solche, die durch Emotionen und innere energetische Prozesse ausgelöst werden, als äußere Erkrankungen werden jene bezeichnet, die durch äußere Einflüsse auf den Organismus entstehen, beispielsweise durch die Wetterverhältnisse, durch Hitze, Kälte, Wind, Feuchtigkeit usw.

In diesem Zusammenhang begegnen wir jetzt wieder den Säulen chinesischen Denkens, nämlich den Begriffen Yin und Yang, diesen komplexen Gegensätzen, die sich gegenseitig bedingen und nicht ausschließen.

Das Prinzip von Yin und Yang zieht sich durch die gesamte chinesische Gesundheits- beziehungsweise Krankheitsauffassung. Wie wir bereits an anderer Stelle ausgeführt haben, geht es der chinesischen Heilkunst darum, die Balance zwischen Yin und Yang entweder zu erhalten oder wiederherzustellen. Denn Unausgewogenheit zwischen diesen beiden Prinzipien führt zu Krankheit.

Auch der Organismus insgesamt erfährt, ebenso wie jedes einzelne Organ, eine Yin-Yang-Zuordnung. So entspricht die obere Körperhälfte dem Yang, die untere dem Yin. Die substanzreichen Organe wie Leber, Herz, Milz, Lunge und Niere sind dem Yin zuzuordnen, die sogenannten Hohlorgane wie Gallenblase, Dünndarm, Magen, Dickdarm und Harnblase dem Yang.

Die vollkommene Ausgeglichenheit beider Pole bedeutet wahre Gesundheit. Allerdings ist dieser Idealzustand schwer zu erreichen und noch schwerer zu bewahren. Im Alltag wirken ständig Dinge auf uns ein, beispielsweise Umwelteinflüsse, Probleme und Gefühle, die das sensible Gleichgewicht stören.

So ist denn bei den meisten die Balance gefährdet: Sie leiden entweder unter Yang-Mangel oder unter Yin-Mangel, sie haben zuviel Yin oder zuviel Yang.

Ein weiterer Begriff ist für das chinesische Medizinverständnis unabdingbar. Die Chinesen benutzen dafür den Begriff des »Qi«, ein Terminus, der fast nicht übersetzt werden kann. Er bedeutet soviel wie »Energie« oder »Energiestrom«. Qi ist fließende Bewegung und daher dem aktiven Yang zugeordnet. Jedes Organ hat sein eigenes Qi, und ein Mensch ist dann gesund, wenn diese Energie ungestört und harmonisch fließen kann.

»Qi, die alles durchdringende Kraft, auf der die Systeme der TCM fußen, ermöglicht alle Lebensfunktionen. Alle Lebensvorgänge sind abhängig von Qi. Jedem Organ wohnt ein spezielles Qi inne, das einzelne Aufgaben zu bewältigen hat. Störungen einzelner Funktionen oder einzelner Organe werden direkt als eine Qi-Störung des Organes verstanden. Wichtige Qi-Störungen sind Qi-Mangel und Qi-Stagnation.« (Michael Grandjean, Klaus Birker: Das Handbuch der Chinesischen Heilkunde, S. 41.)

Damit rücken wir näher an ein Verständnis der ostasiatischen Auffassung vom Wesen der Gesundheit heran.
Einer der bekanntesten Spezialisten in Sachen Naturmedizin, Prof. Rost, formuliert diesen Sachverhalt folgender-
maßen:

»Gesundheit ist der Zustand, in dem sich Lebewesen
befinden, wenn alle ihre Organe ungestört tätig sind und
harmonisch zur Erhaltung des ganzen Wesens zusammenwirken. Die Überwachung der Organtätigkeit, die Regi-
strierung von Störungen und Kompensation wird von einem umfangreichen, in sich verflochtenen und zentralen
Regulationssystem vollführt. Die Erhaltung des Regula-
tionssystems ist jedoch Vorraussetzung für den Erhalt bzw.
die Wiederherstellung von Gesundheit. Der Mensch ist in
seiner Leib-Seele-Einheit unteilbar.« (Michael Grandjean, Klaus Birker: Das Handbuch der Chinesischen Heilkunde, S. 19.)

Krankheit bedeutet demzufolge eine Störung des Flus-
ses von Qi und ein Ungleichgewicht zwischen Yin und
Yang.

Um dies etwas genauer zu verdeutlichen, geben wir ein
praktisches Beispiel. Typisch für eine TCM-Praxis, demonstriert sie noch einmal den Unterschied zwischen
westlichen und fernöstlichen Diagnose- und Therapie-
verfahren.

Wir folgen in der Darstellung dem Handbuch von Dr.
Michael Grandjean:

Ein Patient namens »Rotkopf sitzt unruhig auf seinem
Stuhl. Er trommelt mit den Fingern auf der Stuhllehne.
Er bekommt augenscheinlich sehr schwer Luft, stützt sich
zwischenzeitlich mit den Armen auf den Oberschenkeln

ab, reibt sich ständig die bereits geröteten Augen. Auf die
Frage, wie es ihm gehe, kommt mit lauter, sonorer Stimme
sofort die ungeduldige, fast schon aggressive Antwort: ›Das
sehen Sie doch, seit einer Stunde warte ich bereits auf Sie,
aber Sie haben ja bestimmt auch nicht genug Zeit, sich
mit mir abzugeben. Mein Kopf ist kurz vor dem Platzen,
ständig dieser Schmerz über den Schläfen. Und das Ge-
räusch in den Ohren bringt mich noch um. Und dieser
Schwindel …‹« (Michael Grandjean, Klaus Birker: Das
Handbuch der Chinesischen Heilkunde, S. 14 f.)

Schulmedizinisch betrachtet, leidet der Patient an Atem-
not und Kopfschmerzen, Hinweise auf Erkrankungen der
Lunge oder des Bronchialsystems. Die Kopfschmerzen
können sehr unterschiedliche Gründe haben.

Hierzulande müßte er wegen jedem einzelnen Symptom einen anderen Facharzt aufsuchen: also sicher einen
Internisten, vielleicht einen Kardiologen, also einen Herz-
spezialisten, einen Pulmologen, also einen Lungenfach-
arzt, infolge der geröteten Augen gegebenenfalls noch
einen Augenarzt, für den Schwindel und das Ohrensausen
noch einen Hals-Nasen-Ohren-Arzt, und vielleicht würde
er zusätzlich noch an einen Neurologen überwiesen,
wenn einer der Meinung wäre, das Verhalten des Patienten entspräche nicht ganz der Normalität.

Es versteht sich von selbst, daß Herr Rotkopf dort alle
Möglichkeiten moderner Diagnostik ausgeschöpft hätte.
Jeder einzelne Facharzt hätte nichts ausgelassen, um den
einzelnen Symptomen auf den Grund zu gehen. Am
Ende dieses Untersuchungsmarathons käme man schulmedizinisch zu sehr unterschiedlichen Diagnosen. Es
böten sich an:

- Bluthochdruck
- Asthma
- Migräne
- vasomotorische Kopfschmerzen
- Tinnitus (Ohrenklingeln)
- Morbus Meniére (Störung, die mit starkem Schwindel einhergeht)
- Kreislaufprobleme
- Allergischer Schnupfen (Rhinitis allergica)
- Chronische Bindehautentzündung (Chronische Konjunctivitis)
- neurotisches Fehlverhalten

In der Schulmedizin würde man therapeutisch jetzt erst einmal den Giftschrank öffnen. Herr Rotkopf bekäme gegen jede seiner möglichen Erkrankungen ein entsprechendes Medikament. Schwere Unverträglichkeiten und eine Vielzahl von Nebenwirkungen wären die Folge.

In der TCM wäre die Diagnose eine völlig andere: Sie lautete: »Innerlich erregendes Leberfeuer«. Die Therapie bestünde nun darin, die Hitze aus der Leber auszuleiten und die Leber zu besänftigen.

Als therapeutische Möglichkeiten bedient man sich in der TCM der chinesischen Pflanzenheilkunde, der wir schon eingangs begegnet sind, der Akupunktur, des Qi-Gong, einer bestimmten Form des Bewegungstrainings, um den Qi-Fluß zu harmonisieren, einer ganz bestimmten Art der Ernährung – denn natürlich hat auch jedes Nahrungsmittel seine Yin- und Yang-Entsprechung – und einer speziellen Massageform, der Tuina-Massage. Auch sie ist auf den Menschen als Ganzes ausgerichtet und nicht auf Teilbereiche, so wie wir hierzulande Massage oft erleben.

Doch welche Möglichkeiten hat ein TCM-Arzt, um zu einer Diagnose und damit zur richtigen Therapie zu kommen? Zumindest bedient er sich keiner aufwendigen Technik, denn eine typische Praxis für TCM mutet für westliche Verhältnisse überaus spartanisch an. Alles, was wir bei einem Arztbesuch als selbstverständlich gewohnt sind, werden wir dort verzweifelt suchen, aber schon bald gar nicht mehr vermissen.

Der Arzt nimmt sich als erstes Zeit für seinen Patienten und unterzieht ihn einer ausgedehnten Befragung, die mit den uns bekannten Anamneseformen wenig gemein hat: War der Patient Wärme oder Kälte ausgesetzt, oder gar starkem Wind, ob er schwitze, wie er schlafe und was die Verdauung mache. Und vor allem, wie es um seinen Gefühlshaushalt bestellt sei: Hat er sich über irgend etwas geärgert, ist er zornig oder eher traurig?

Dieser Befragung folgt eine genaue Betrachtung der Zunge und eine ausführliche Pulsdiagnostik, die man übrigens in ähnlicher Form auch im Ayuveda findet. Und obwohl sich der Arzt keiner zusätzlichen Instrumente und Gerätschaften bedient, um die Art und Ursache der Erkrankung seines Patienten festzustellen, hat er nach diesen, für westliche Verhältnisse vielleicht etwas seltsam anmutenden Untersuchungsformen am Ende genug Informationen, um mit einer individuellen Therapie zu beginnen.

Eines der ersten therapeutischen Mittel ist oft die Akupunktur. Sie dient dazu, dafür zu sorgen, daß das Qi wieder gleichmäßig fließen kann. Zwar ist der Qi-Fluß nicht objektiv meßbar, aber der Patient verspürt plötzlich eine wohlige Wärme oder ein angenehmes Kribbeln im ganzen Körper.

Für die Nadelung bedient sich der Arzt des Meridiansystems, welches den ganzen Körper durchzieht. Dieses System besteht aus zwölf »Organpaaren«, dabei korrespondiert auch hier ein Yang-Organ mit einem entsprechenden Yin-Organ. Allerdings ist es unmöglich, die chinesische Einteilung mit der westlichen gleichzusetzen.

Vielleicht veranschaulicht das folgende Beispiel den wesentlichen Unterschied zwischen den beiden Systemen. Nehmen wir zum Beispiel das menschliche Herz. Dieses Organ unterliegt in der Schulmedizin einer klar umrissenen Definition, es hat eine physische Struktur, es hat ganz klar zu bezeichnende Funktionen, die, wenn sie gestört sind, erhebliche Auswirkungen auf unsere Gesundheit haben. Das Herz ist das wichtigste Organ, hört es auf zu schlagen, hilft auch die beste Medizin nicht mehr.

Die TCM sieht dieses Organ ganz anders. Hier wird es nach seiner funktionellen Aktivität beurteilt. Das Herz regelt den Fluß des Blutes und die Blutbahnen, und in ihm wird der Geist gespeichert. Liegt im Sinne der TCM eine Herzstörung vor, so zeigt sich das beispielsweise in Form von Schlaflosigkeit. Das Herz öffnet auch die Zunge. Somit ist folgerichtig das Stottern auch eine Funktionsstörung des Herzes.

Jedem der Organe ist ein Element zugeordnet. So gehört zur Leber das Holz, zum Herzen das Feuer, zur Milz die Erde, Metall gehört zu der Lunge, und den Nieren ist das Wasser zugeordnet. Daß diese sogenannten Funktionskreise noch um einiges vielschichtiger sind, wird aus der folgenden Tabelle ersichtlich.

	HOLZ	FEUER	ERDE	METALL	WASSER
JAHRESZEIT	Frühling	Sommer	Spätsommer	Herbst	Winter
FARBE	grün	rot	gelb	weiß	schwarz
GESCHMACK	sauer	bitter	süß	scharf	salzig
KLIMAT. FAKTOR	Wind	Hitze	Feuchtigkeit	Trockenheit	Kälte
ENTWICK-LUNG	Geburt	Wachstum	Umwandlung	Ernte	Bewahrung
HIMMELS-RICHTUNG	Ost	Süd	Zentrum	West	Nord
ZAHL	8	7	5	9	6
PLANET	Jupiter	Mars	Saturn	Venus	Merkur
YIN-YANG-VERHÄLTNIS	Kleines Yang	Großes Yang	Zentrum	Kleines Yin	Großes Yin
TIER	Fisch	Vogel	Mensch	Säugetiere	Insekten
HAUSTIER	Schaf	Huhn	Ochse	Hund	Schwein
GETREIDE	Weizen	Bohnen	Reis	Hanf	Hirse
YIN-ORGAN	Leber	Herz	Milz	Lunge	Niere
YANG-ORGAN	Gallenblase	Dünndarm	Magen	Dickdarm	Blase
SINNES-ORGAN	Auge	Zunge	Mund	Nase	Ohr
KÖRPER-SCHICHT	Sehnen	Gefäße	Muskeln	Haut	Knochen
EMOTION	Ärger	Freude	Sorge/ Grübeln	Trauer	Angst
LAUTE	Rufen	Lachen	Singen	Weinen	Seufzen
FRUCHT	Pflaume	Aprikose	Dattel	Birne	Kastanie
SPIRITUEL-LER ASPEKT (WU SHEN)	Hun (ätherische Seele)	Shen (Geist)	Yi (Intellekt)	Po (animalische Seele)	Zhi (Willenskraft)
ETHISCHE PRINZIPIEN (WU SHAN)	Menschlich-keit	Sittlichkeit	Vertrauen	Gerechtigkeit	Weisheit

aus: Dr. Michael Grandjean, Dr. Klaus Birker, Das Handbuch der Chinesischen Heilkunde. Joy Verlag, Sulzberg 1997, S. 116.

Man kann also sagen, daß Yin und Yang, Qi, die fünf Elemente und die damit verbundenen Funktionskreise die Grundlage der TCM bilden.

Sie bilden die Basis für einen individuellen therapeutischen Ansatz, der sich insbesondere bei den sogenannten Befindlichkeitsstörungen oder den funktionellen Störungen bewährt.

Denn darunter leidet das Gros der Patienten, die in den Wartezimmern von Allgemeinärzten sitzen.

Für die Ärzte ist die Diagnose schwierig, denn in den seltensten Fällen kann ein organischer Befund festgestellt werden. So heißt es nicht selten: »Ihnen fehlt nichts, wir können nichts feststellen, Sie sind organisch völlig gesund.« Das liegt daran, daß die Apparatemedizin und die Labordiagnostik keine objektiv meßbaren Ergebnisse geliefert haben.

Dennoch leiden diese Patienten meist unter Symptomen wie Schlafstörungen, Abgeschlagenheit, Leistungsabfall – der in über 30 % der Fälle keine organischen Ursachen hat –, Schweißausbrüchen und Hitzewallungen, unabhängig von der Menopause. Hinzu kommen Appetitlosigkeit, Beschwerden im Oberbauch, Blähungen, chronische Verstopfung oder chronische Durchfälle, Reizdarm, Mundgeruch, Aufstoßen, Zungenbrennen und Mundtrockenheit.

Aber damit nicht genug. Es können noch weitere Symptome auftreten, die dem Patienten bedrohlich erscheinen, für die es aber keine organische Erklärung gibt. Typisch sind Herzrasen, Spannungen im Brustkorb, das sogenannte Globusgefühl, was soviel bedeutet wie ständig einen »Kloß im Hals« zu haben. Nur ganz selten ist daran zum Beispiel eine Kropfbildung oder ein Leiden an der Speiseröhre schuld. Meist geht mit diesem Symptom ein zwanghafter Schluckzwang einher. Auslöser sind Streß oder seelische Überbelastungen.

Auch die Reizblase kann Ausdruck einer Befindlichkeitsstörung sein, ohne daß sich bei der Harnuntersuchung eine Infektion nachweisen läßt. Nicht selten kommt es auch zu sexuellen Störungen. Kopfschmerzen, Schwindelgefühl, Hyperventilation, die sehr schnell Panik auslösen kann, Angstzustände, innere Unruhe und ein unangenehmes Kribbeln in Armen und Beinen sind häufig vorkommende Symptome.

Die Schulmedizin tut sich mit der Therapie dieser Krankheitsbilder relativ schwer, in der TCM stellen sie kein Problem dar. Diese Disharmonie kann mit den oben erwähnten Mitteln sehr gut behandelt werden. Das verhindert, daß sich diese Symptome zu ernsthaften Erkrankungen mit dann nachweisbaren organischen Befunden ausweiten. Die TCM eignet sich daher hervorragend als Prophylaxe. Dabei werden als Krankheitsauslöser ganz andere Dinge in Betracht gezogen, als wir es gewohnt sind.

So kann zum Beispiel Wind zu schweren Störungen führen, ebenso wie Kälte oder Hitze und damit verbundene Trockenheit.

Auch Feuchtigkeit ist ein häufiger Krankheitsauslöser, Rheumatiker oder Menschen mit Gelenksbeschwerden können ein Lied davon singen.

Eine ganz wichtige Rolle spielen auch die Gefühle, denen ja in der westlichen Medizin eine eher untergeordnete Bedeutung beigemessen wird. Für die TCM sind sie wesentlicher Bestandteil der Anamnese.

So gilt hier Traurigkeit als häufige Ursache von Erkrankungen der Atemwege oder der Lunge. Grübeln führt nach chinesischen Vorstellungen zu einer Balanceverschiebung der Milz, eine Störung, die man übrigens häufig bei Managern, Piloten oder Studenten antrifft. Auch Angst stört den Qi-Fluß. Schlafstörungen, Durchfälle, Panikattacken oder plötzliches Bettnässen bei Kindern können die Folge sein.

Auch zuviel Freude kann sich schädigend auswirken. Wenn das Herz zu sehr stimuliert ist, können Schlafstörungen die Folge sein.

Die TCM hat eine jahrtausendealte Tradition und basiert auf einer sehr genauen Beobachtung der Natur, deren Abläufe und deren Auswirkungen auf den Organismus. Daraus hat sich ein in sich geschlossenes und logisches Medizinsystem entwickelt, welches auch die Erfahrungen und das Wissen der Schamanen miteinbezieht. Diese als Heilige verehrten Menschen, meistens übrigens Frauen, verstanden sich besonders gut auf das Behandeln von Krankheiten mit Kräutern.

Natürlich hat auch dieses System seine Grenzen. Es kann nicht darum gehen, es gegen die Schulmedizin in Konkurrenz zu setzen, aber ein effektives Miteinander wäre sinnvoll.

Jeder Arzt, der nach den Regeln der TCM diagnostiziert und behandelt, muß sich seiner Verantwortung bewußt sein. So wäre es nach ethischen Gesichtspunkten nicht vertretbar, wenn er einen Patienten davon abhielte, sich einer notwendigen oder lebenswichtigen Operation zu unterziehen oder anderen erforderlichen schulmedizinischen Maßnahmen.

Um etwas Licht ins Dunkel zu bringen, hat die Weltgesundheitsorganisation (WHO) einen Kriterienkatalog entwickelt, der in groben Zügen auflistet, für welche Erkrankungen sich TCM und Akupunktur eignen:

IM BEREICH DES NERVENSYSTEMS
- Gesichts- und Kopfschmerzen
- Neuralgien
- Stumpf- und Phantomschmerzen
- Kausalgien
- Lähmungen
- Schlafstörungen aller Art
- epileptische Anfälle

KOPFBEREICH (HNO, MUND, RACHENRAUM)
- Schwindel
- Schwerhörigkeit
- Sinusitis (Nasennebenhöhlenentzündung)
- Angina (auch nach Operationen)
- Stomatitis (Mundschleimhautentzündung)
- Halsentzündungen

ATMUNGSORGANE
- Bronchitis (akute und chronische)
- Bronchialasthma

HERZ-KREISLAUF-SYSTEM
- Angina pectoris
- Thoraxschmerzen
- Bluthochdruck
- Durchblutungsstörungen

BEWEGUNGSAPPARAT
– Periathritis (besondere Form der Gelenksentzündung)
– Epicondylitis (Tennisellenbogen)
– Lumbalsyndrom (Hexenschuß)
– Arthroseschmerzen
– Archillodynie
– Chondropathie (Knorpelerkrankung)
– Wirbelsäulensyndrom

MAGEN-DARM-TRAKT
– Gastritis
– Diarrhoe und Verstopfung
– Reizdarmsyndrom
– Singultus (Schluckauf)
– Hyperemesis (Schwangerschaftserbrechen)

UROGENITALTRAKT
– Prämenstruelles Syndrom (PMS)
– Impotenz
– Enuresis (Bettnässen)

AUGEN
– Bindehautentzündung
– Glaukom

HAUT
– Ekzem
– Endogenes Ekzem
– Pruritus (Juckreiz)

Natürlich stellt sich für jeden Interessierten sofort die Frage, mit welchen Kosten er rechnen muß und ob ihm eine Behandlung mit TCM auch von den Kassen erstattet wird. Bislang gibt es diesbezüglich im deutschsprachigen Raum (Deutschland, Österreich und Schweiz) keine einheitliche Regelung. Im großen und ganzen muß man aber pro Sitzung mit einem Betrag zwischen ein- und zweihundert Mark rechnen. Allerdings dauert eine Diagnose und Therapiesitzung in der Regel auch eineinhalb bis zwei Stunden.

Bedauerlicherweise gibt es in Deutschland für Ärzte keine geschützte Zusatzbezeichnung »Akupunktur«. Statt dessen dürfen auch Heilpraktiker mit Akupunktur und chinesischer Kräuterheilkunde behandeln – eine Tatsache, die bei entsprechend ausgebildeten Fachärzten nicht unbedingt auf Begeisterung stößt. Denn die Qualitätsunterschiede in der Ausbildung sind gewaltig: Die einen haben sich jahrelang ein entsprechendes Wissen erworben und sich ihr Diplom mühevoll erarbeitet, die anderen erhalten das Diplom bereits nach einem Wochenendkurs.

Um sich vor bösen Überraschungen zu schützen, sollte sich der Patient vor Behandlungsbeginn in jedem Falle erkundigen, ob der konsultierte Arzt oder Heilpraktiker auch Mitglied der »Arbeitsgemeinschaft für klassische Traditionelle Chinesische Medizin« ist. Irgendein Zertifikat von irgendwoher reicht sicher nicht aus, um die gebotene Qualität zu garantieren. Spezialisierte Ärzte fordern daher andere und vor allem nachweisbare Kriterien, denn durch mangelnde Ausbildung kann eine ganze Sparte in Mißkredit geraten. Vorurteile und Mißtrauen sind die Folge.

Auch bei den gesetzlichen deutschen Krankenkassen herrscht Verwirrung. Dort ist man sehr unterschiedlicher Meinung über eventuelle Erstattungen von TCM-Therapien.

Begünstigt ist der Patient, der auf eine endlose Odyssee durch die Schulmedizin verweisen kann. Derlei Erfahrungen machen nicht selten »chronische Schmerzpatienten«. Sie sind nach allgemeinmedizinischen Gesichtspunkten »austherapiert«, sprich: ihnen ist nicht mehr zu helfen. Und so gestattet man vielleicht großzügigerweise noch einen allerletzten Versuch. Meist ist dieser dann sehr erfolgreich, die erwarteten Rückfälle bleiben aus oder lassen lange auf sich warten. So etwas nennt man im Fachjargon »Spontanremission«, und so rückt die TCM nicht selten in den Bereich der »Wunderheilungen«, was paradoxerweise weiteres Mißtrauen erweckt.

Fallen die Kassenpatienten nicht in dieses Schema, leiden aber unter anderen chronischen Erkrankungen wie zum Beispiel unter Bronchialasthma oder anderen ständig wiederkehrenden Entzündungen, dann können sie mit keiner Erstattung rechnen. Dabei wäre eine derartige Behandlung meist erheblich kostengünstiger.

Privatpatienten geht es in diesem Zusammenhang nicht viel besser. Auch sie benötigen den Stempel »chronischer Schmerzpatient«, um sich einer Akupunktur oder chinesischen Phytotherapie unterziehen zu dürfen. All die anderen Erkrankungen müssen – trotz WHO-Liste – aus eigener Tasche bezahlt werden.

Man kann nur hoffen, daß sich dieser Zustand in den nächsten Jahren ändert; die Kostenexplosion sollte den Verantwortlichen eigentlich zu denken geben. Zumindest werden sie in zunehmendem Maße gezwungen sein, über wirksame Alternativen nachzudenken.

In Österreich verhält es sich etwas anders, zumindest, was die Qualitätsstandards betrifft. Hier dürfen nämlich nur Ärzte mit Akupunktur und chinesischer Phytotherapie behandeln. Ihr Diplom müssen sie bei einer der beiden großen anerkannten Akupunkturgesellschaften erworben haben. Nur dann dürfen sie den Zusatz »Akupunktur« auch offiziell verwenden.

Allerdings hat das keinerlei Einfluß auf die Kostenerstattung durch Krankenkassen. Die Patienten müssen selbst zahlen. Ausnahmen bestätigen auch hier die Regel, aber das kostet die Betroffenen Zeit und Nerven. Anerkannt ist hier bislang nur die Akupunktur, chinesische Phytotherapie leider noch nicht.

Bei den Eidgenossen scheint man diesbezüglich etwas aufgeschlossener. Die Schweiz ist alternativen Heilverfahren gegenüber wesentlich offener als Deutschland oder Österreich. So kann man dort zu der allgemeinen Krankenversicherung eine Zusatzversicherung abschließen, die eine Erstattung garantiert. Allerdings werden auch hier keine Rechnungen von Heilpraktikern oder Phytotherapeuten anerkannt. Nur die Rechnungen von Medizinern werden akzeptiert, wobei hier bei der Zusatzqualifikation nicht so strenge Maßstäbe angelegt werden wie in Österreich.

Natürlich ist die TCM viel komplexer als hier dargestellt. An dieser Stelle sollte aber eine Verständigungsgrundlage dafür geschaffen werden, warum der Ginseng für die ostasiatische Heilkunst eine solche Bedeutung hat. Der Titel »Königin aller Arzneimittel« kommt nicht von ungefähr. Denn die Ginsengwurzel ist das einzige Heilmittel, welches ganzheitlich auf den gesamten Organismus wirkt, ohne ernsthafte Nebenwirkungen zu verursachen. Er ist auch deshalb wesentlicher Bestandteil vieler klassischer chinesischer Kräuterrezepturen.

XIV
VOM EINZUG EINER WUNDERDROGE IN DIE MODERNE MEDIZIN

Ginseng tonisiert das Qi (Lebensenergie), er stabilisiert die Milz (und damit den Verdauungsapparat), ermöglicht das Sehen im Dunkeln und das Sehen in alle vier Himmelsrichtungen, er fördert die Weisheit und stabilisiert den Geist.«

So faßte Ted Kaptchuk, einer der wohl bedeutendsten zeitgenössischen Kenner der chinesischen Medizin, in einem seiner Vorträge die Wirkung des Ginseng zusammen. Von ihm stammt das bislang wohl umfangreichste Buch zu diesem Thema.

Der komplexe Wirkmechanismus der Ginsengwurzel stößt bis heute auf erhebliche Skepsis bei den Schulmedizinern. Man zweifelt an der Wirksamkeit und behauptet, die Droge sei ja noch nicht einmal richtig untersucht. Dabei würden allein die pharmakologischen Forschungen der letzten zwanzig Jahre ganze Regale füllen. Dennoch hält sich der Zweifel an objektiv meßbaren Forschungsergebnissen beharrlich, wenn sie nicht gar einfach ignoriert werden. Tatsache ist jedoch, daß hier ein Heilmittel vorliegt, welches systematisch auf den gesamten Organismus einwirkt und sich den jeweiligen Krankheits- oder Gesundheitsbedingungen anpaßt.

Wahrscheinlich wird das in der westlichen Medizin als ein Widerspruch in sich empfunden. Doch so ganz unverständlich ist dieses Mißtrauen nicht. Denn wie wir später noch sehen werden, kommt es beim Ginseng sowohl auf die richtige Dosierung als auch auf die Qualität des Produkts an. In den Regalen großer Supermarktketten werden inzwischen jede Menge Vitamine, Mineralstoffe und Spurenelemente angeboten, und auch Ginseng hat darunter inzwischen seinen festen Platz.

Das Geschäft mit der Gesundheit wird längst nicht mehr ausschließlich in Apotheken gemacht.

Werbung und Medien haben entsprechende Vorarbeit geleistet, Handel und Industrie wittern Riesenumsätze. Den Verbrauchern ist daher dringend anzuraten, auf die enormen Qualitätsunterschiede der angebotenen Produkte zu achten. Oft ist der auf Packungen vollmundig gepriesene Wirkstoff nur in Spuren vorhanden, oft wird er gar nicht als Monopräparat angeboten, sondern als Kombipackung mit zahlreichen anderen Wirkstoffen. Häufig ignorieren die Verbraucher die Zusammensetzung und den Wirkstoffgehalt. Außer für pharmakologisch oder medizinisch Vorbelastete ist zudem mit den meist kryptischen Informationen wenig anzufangen. Und so muß man leider für viele marktgünstige Ginsengprodukte feststellen: sie haben allenfalls einen Placeboeffekt.

Als der Ginseng in unseren Breiten wieder in Mode kam – natürlich in erster Linie als Potenzmittel – überschwemmten zahlreiche Hersteller den Markt mit kaum wirksamen Billigprodukten. Dies trug sicher nicht zum positiven Image der Heilwurzel bei. Kein Wunder also, daß so mancher Arzt auf den durch Werbungen geweckten Wunsch seiner Patienten nach diesem Produkt mit Kopfschütteln reagiert. Der Jungbrunnen in Pillenform ist eben noch nicht erfunden, obgleich immer wieder neue Mittel und Wirkstoffe auf den Markt kommen, die dem Verbraucher derlei versprechen. Auch der Ginseng wurde lange Zeit in diese Ecke gesteckt. Potent, fit und vital bis ins hohe Alter, mit solchen Simplifikationen versuchte man über viele Jahre, nicht ohne Erfolg, Kunden zu locken – und brachte damit den Ginseng bei urteilsfähigen Zeitgenossen in Mißkredit.

Doch im letzten Quartal unseres Jahrhunderts wurde der Panax ginseng C. A. Meyer gewissermaßen resozialisiert. Zahlreiche internationale Studien bestätigten die Forschungsergebnisse der zwanziger Jahre: Die asiatische Wurzel weist ein Wirkungsprofil auf, welches bei sehr unterschiedlichen Indikationen den Zustand des Patienten deutlich verbessert. Darüber hinaus hat sich die regelmäßige Einnahme von Ginsengpräparaten als hochwirksame Prophylaxe erwiesen, die den Ausbruch von Krankheiten verhindert und zudem das Wohlbefinden merklich verbessert. Es gibt inzwischen einige Allgemeinärzte, die Panax ginseng verschreiben, um den Gesundheitszustand ihrer Patienten zu erhalten. In manchen Fällen kommen dafür sogar die Kassen auf. Aber das ist bislang noch die Ausnahme.

Die folgenden Erfahrungsberichte handeln durchwegs von Personen, die mehr oder weniger zufällig mit dem Ginseng in Berührung kamen. Ihre Erfahrungen sind unterschiedlich, aber ausnahmslos positiv. Sie nehmen die Wurzel in verschiedenen Darreichungsformen und über unterschiedliche Zeiträume. Manche schwören auf die regelmäßige Einnahme, obgleich das nicht ganz billig ist, anderen reicht erst einmal eine Kur über drei bis vier Monate.

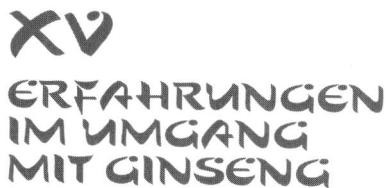

XV
ERFAHRUNGEN IM UMGANG MIT GINSENG

FALL 1: DIE FITMACHERDROGE

Beate Zingler ist eine wohlproportionierte Mittdreißigerin. Sie begann im Frühjahr mit einer Ginsengkur, nachdem ihr eine Freundin viel davon vorgeschwärmt hatte. In den vergangenen Jahren hatte sie um diese Zeit immer aus »Entschlackungsgründen« eine Fastenkur begonnen, aber nun war sie neugierig auf etwas anderes.

Sie stieg mit einer empfohlenen Tagesdosis von einem Gramm Pulver mit einem standardisierten Wirkstoffgehalt von 15 % Rotem Ginseng ein. Bereits nach drei Wochen spürte sie eine deutliche Veränderung.

Sie begann ihren Tag schwungvoll, aktiv und relativ zeitig. Sie fühlte sich energiegeladen und frisch, die bevorstehenden Arbeiten anzupacken. Auch ihre Laune habe sich deutlich verbessert, berichtete sie. Sie fühlte sich psychisch wesentlich ausgeglichener und in sich ruhend. Mit kleineren und größeren Problemen konnte sie einfach besser umgehen, auch mal fünf gerade sein lassen.

Wenn sie abends mal mit Freunden kräftig gefeiert hatte, kam sie am nächsten Morgen deutlich besser aus den Federn, der zu befürchtende Kater blieb aus.

Zudem fühlte sie sich in dieser Zeit sexuell wesentlich interessierter und aktiver. Die Lust stieg, und sie war wesentlich einfacher zu stimulieren. Allerdings ließ dieses Phänomen nach, als sie nach zwei Monaten auf Kapseln umstieg. Obgleich sie täglich drei bis vier Kapseln einnahm, war es nicht mehr das gleiche. Das wohlige Kribbeln war nicht mehr zu spüren. Sie führte das darauf zurück, daß sie vielleicht nicht ganz so schlank sei und deshalb wohl stärkere Dosen benötigte. Sie kehrte zum Pulver zurück, und es funktionierte.

Wenn sie sich tagsüber schlapp und müde fühlte und eigentlich Lust hatte, sich einfach hinzulegen, dies aber nicht möglich war, griff sie zum Ginseng, und nach kurzer Zeit war sie wieder fit.

Außerdem beobachtete sie, daß ihre chronischen Rükkenschmerzen besser wurden und die Gelenksbeschwerden zurückgingen. Sie fühlte sich leistungsfähiger, konnte mehr tragen, steckte lange Autofahrten viel besser weg und konnte sich im Straßenverkehr besser konzentrieren.

Bis zu diesem Zeitpunkt hatte sie täglich hochdosierte Mineralstoffe genommen, anfänglich noch zusammen mit Ginseng. Aber sie merkte bald, daß die allgemeine Wirkstoffzusammensetzung des Ginseng dieses offensichtlich überflüssig machte. Sie setzte alle Zusatzmittel ab und verlor dennoch nicht ihre Spannkraft und Energie.

Inzwischen möchte sie auf diese tägliche Fitmacherdroge nicht mehr verzichten, obgleich sie erzählt, daß es sie anfänglich einige Überwindung gekostet hat, ihre tägliche Ration Ginseng aufzulösen und zu trinken. Das Geschmackserlebnis war etwas gewöhnungsbedürftig. Aber inzwischen bereitet ihr auch das keine Probleme mehr.

FALL 2: CHRONISCHE BESCHWERDEN

Auch Annemarie und Jürgen Baumann sind begeisterte Ginsenganhänger. Sie ist 57 Jahre alt, er 62. Sie nehmen seit ungefähr zehn Jahren regelmäßig ihren Ginseng, morgens auf nüchternen Magen in Form von Tee.

Auf einer Schiffsreise durch die Ägäis kamen sie zum ersten Mal mit der asiatischen Wurzel in Kontakt. Bei Tisch saßen sie nämlich neben einem Ehepaar, welches schon seit Jahren auf Ginseng schwor und begeistert von den Wirkungen erzählte.

Die Baumanns wurden hellhörig, denn das Mittel schien genau auf ihre inzwischen chronischen Beschwerden zu passen. Ursprünglich in Bad Schwalbach wohnhaft, einem kleinen Kurort im Taunus, waren sie vor Jahren aus beruflichen Gründen nach Hanau übersiedelt. Von da an ging es gesundheitlich bergab.

Kessellage, hohe Luftfeuchtigkeit in Verbindung mit Industriesmog zeitigten üble Auswirkungen.

Einer von beiden war immer krank. Ständig hatte man plötzlich Erkältungen, die Mandeln waren entzündet, der Hals schmerzte, Entzündungen, zum Beispiel an den Gelenken, stellten sich ein. Der Pillenkonsum stieg rapide an, oft ging es gar nicht ohne Antibiotika.

Seit sie regelmäßig Ginseng einnehmen, sind die Symptome deutlich zurückgegangen. Obgleich Jürgen Baumann anfänglich skeptisch war, mußte er seine Meinung inzwischen doch revidieren. Zwar glaubt er immer noch, daß eine kräftige Portion Einbildung mit im Spiel ist, aber das ist ihm egal, Hauptsache, das Ergebnis überzeugt.

Inzwischen lassen sich die beiden ihren täglichen Morgentrunk nicht nehmen: aufgelösten Ginsengextrakt. Auch geschmacklich hat man sich daran gewöhnt. Annemarie Baumann versüßt sich das Ganze etwas, aber im Zweifelsfall geht es auch so.

Auch die 86jährige Schwiegermutter trinkt seit vier Jahren täglich ihren Ginseng. Sie fühlt sich deutlich wohler, kann sich besser konzentrieren und ist körperlich und geistig noch voll auf der Höhe.

Ganz wichtig sei die regelmäßige Einnahme, denn erst dann könne man die Langzeitwirkung beurteilen, erzählt Herr Baumann. Und deshalb gehört der Ginseng auch mit ins Urlaubsgepäck.

Was Jürgen Baumann besonders freut: Als passionierter Tennisspieler genießt er die verbesserte Ausdauer und Konzentration. Wenn manch Jüngerer schon ermattet vom Platz schleicht, wartet er noch am Netz, bereit für das nächste Match.

FALL 3: AKTIV IM ALTER

Das Ehepaar Pöllath nimmt seit drei Jahren regelmäßig Ginseng. Herr Pöllath ist inzwischen 80 Jahre alt, seine Frau 72.

Beide hatten altersbedingt schon mancherlei Zipperlein, aber inzwischen haben sie kaum noch zu klagen.

Auch sie kamen zu dem Allheilmittel durch begeisterte Erzählungen gemeinsamer Freunde.

Frau Pöllath litt über viele Jahre unter Bronchialasthma. Seit sie regelmäßig Ginseng nimmt, hat sich ihr

Zustand merklich gebessert, sie hat nur noch ganz selten Anfälle. Wenn sie allerdings den Ginseng einmal vergißt, dann werden die Hustenanfälle wieder stärker.

Herr Pöllath hat sein ganzes Leben hart gearbeitet, er war Handwerker und bei Wind und Wetter draußen auf dem Bau. Eine enorme Belastung für Knochen und Gelenke!

Wie sehr diese Arbeit seine Gesundheit beeinträchtigt hat, merkte er im Rentnerstand. Häufig litt er unter starken Kopfschmerzen, Rückenschmerzen und rheumatischen Gelenksbeschwerden.

Seit drei Jahren ist das alles viel besser geworden. Vorher mußte er häufig stärkere Medikamente einnehmen, inzwischen kann er darauf vollständig verzichten. Außerdem vertragen die Pöllaths den Ginseng außerordentlich gut, Nebenwirkungen konnten sie bis heute nicht feststellen.

Inzwischen arbeitet der rüstige Rentner auch wieder völlig beschwerdefrei in seinem Garten, eine seiner Lieblingsbeschäftigungen.

Ein weiteres Hobby des Ehepaares ist das Lesen. Beide sind wahre Leseratten. Denn, so erzählen sie stolz, das hält einen geistig fit, und das sei mindestens ebenso wichtig wie die körperliche Gesundheit. Beide fühlen sich geistig aktiv und nehmen noch begeistert an jeder Diskussion teil.

Natürlich würde zwar der Körper etwas abbauen, aber, so meinen sie zu beobachten, doch wesentlich langsamer als bei anderen Menschen in ihrem Alter.

Und so verwundert es nicht weiter, daß die Pöllaths auch ihrer 40jährigen Tochter rieten, es einmal mit Ginseng zu versuchen, als diese psychisch und physisch in einer besonders angespannten Verfassung war.

Anja hat Familie und einen anstrengenden Beruf. Als Chefsekretärin einer großen internationalen Bank kann sie sich über mangelnden Streß nicht beklagen. Da gilt es die täglichen Anforderungen zu bewältigen, Neid und Intrigen von Kollegen wegzustecken. Und dann abends die Familie bei Laune zu halten: kurz, ein Doppeljob.

Als sie eines Tages in ihrer Abteilung zum Ziel einer Mobbingkampagne wurde, drohte ihr alles über den Kopf zu wachsen. Aus Angst vor dem Verlust ihres Arbeitsplatzes konnte sie kaum noch schlafen, aß fast nichts mehr und wurde immer nervöser.

Die ersten körperlichen Symptome stellten sich ein: Kopfschmerzen, Herzrasen und immer stärkere Magenbeschwerden mit Übelkeit und Brechreiz.

Sie konsultierte verschiedene Ärzte, die ihre »Befindlichkeitsstörungen« mit Beruhigungstabletten zu kurieren versuchten. Schließlich wurde sie für eine Woche krankgeschrieben. In dieser Zeit begann sie mit der Einnahme von Ginsengextrakt.

Da sie in schlechter Verfassung war, spürte sie durch die Einnahme des Ginseng, dem sie anfänglich eher skeptisch gegenüberstand, sehr schnell eine positive Wirkung. Sie fühlte sich bald viel ruhiger, schlief wieder besser, und ihr Appetit kehrte langsam zurück. Durch ihre verbesserte psychische und physische Situation gelang es ihr auch viel besser, eine gewisse Distanz zu den Dingen zu entwickeln.

Als sie nach dem Krankheitsurlaub wieder in die Bank zurückkehrt, faßt sie den Mut, ihren Vorgesetzten um ein

Gespräch zu bitten. Die offene Aussprache tut ihr gut und hilft ihr, mit den bestehenden Problemen besser umzugehen.

FALL 4: GINSENG STATT CORTISON

Ende dreißig war Sabine Bertoli und hatte bereits eine wahre Odyssee hinter sich, als die Ärzte feststellten, daß sie unter einer unheilbaren Autoimmunerkrankung litt. Das einzige Mittel, das Linderung verschaffte, war Cortison – ein Medikament, das zwar hochwirksam ist, auf die Dauer aber erhebliche Nebenwirkungen mit sich bringt.

Diese ließen bei den hohen Dosen auch nicht lange auf sich warten: ständig wiederkehrende Magengeschwüre, starke Menstruationsbeschwerden und andauernde Müdigkeit und Abgeschlagenheit. Sie hatte zu nichts mehr Lust, jede Anforderung war zuviel und konnte kaum noch bewältigt werden. Hinzu kam, daß durch das Cortison zwar die Krankheit in Schach gehalten werden konnte, daß sie aber ständig krank wurde, weil ihr Immunsystem so geschwächt war.

Es reichte eine Fahrt in der U-Bahn bei feucht-kaltem Wetter, und schon lag sie wieder für ein paar Tage im Bett. Da der eigene Organismus nicht mehr in der Lage war, die ständigen Infektionen und Entzündungen in den Griff zu bekommen, mußten zusätzlich noch schwere Antibiotika herhalten – auch diese haben natürlich weitere Nebenwirkungen. Und so begann ein Teufelskreis. Die Medikamentenberge wurden immer größer, oft mußte sie zusätzliche

Mittel nehmen, um die Nebenwirkungen der anderen zu beheben.

Dieser Zustand schlug ihr merklich auf die Psyche, von ihrer früheren Lebensfreude war nur noch wenig zu spüren.

Als sie nach einem Arztbesuch einmal wieder zum Großeinkauf in die Apotheke geschickt wurde, beschloß sie, daß sich dringend etwas ändern mußte. So konnte es nicht weitergehen, schon gar nicht für den Rest ihrer Tage! Also beschloß sie, sich nach Alternativen umzusehen. Dabei hatte sie Glück, da unter ihren Freunden und Bekannten sich einige mit alternativen Heilmethoden beschäftigt hatten.

Nach verschiedenen Versuchen, wobei der ein oder andere fehlschlug, kam sie weiter: regelmäßige Basenbäder zur Entgiftung des Gesamtorganismus, hochdosierte Antioxidantien und Multivitamine, eine gesunde und ausgewogene Ernährung. Schon bald konnte das Cortison deutlich herabgesetzt werden, eine relativ kleine Dosis alle zwei Tage reichte aus.

Und dann empfahl ihr ein befreundeter Mediziner, es doch einmal mit hochdosiertem Ginseng zu versuchen, sei es alleine darum, daß die Stimmung sich verbessere.

Der Tip war gut. Sabine Bertoli spürte relativ schnell eine deutliche Verbesserung ihres Allgemeinbefindens. Sie kam morgens wieder schneller in die Spur, freute sich auf den Tag und ihre Arbeit und legte zielstrebig los. Die lästigen Stimmungsschwankungen verschwanden langsam und machten einer eher heiteren Gelassenheit Platz.

»Ich lasse mich einfach nicht mehr so schnell aus der Ruhe bringen, überlege mir dreimal, ob ich mich von

Personen privat oder beruflich ärgern lasse, und ich merke eine deutliche Distanz zu den Dingen. Inzwischen bin ich nicht mehr ständig depressiv. Ich habe den Eindruck, mein alter Humor kehrt wieder zurück.« Und das führt sie entschieden auf den Ginseng zurück, den sie jeden Morgen tapfer auf nüchternen Magen als Extrakt zu sich nimmt.

Wenn sie tagsüber abschlafft, sich das aber nicht leisten kann, nimmt sie einfach eine zweite Dosis.

Was sie darüber völlig vergaß, war die Einnahme des täglichen Cortisons. Als ihr das nach ein paar Tagen auffiel, sie aber keine Verschlechterung der körperlichen Beschwerden feststellen konnte, beschloß sie, erst einmal darauf zu verzichten. Nach dem letzten Stand der Dinge scheint der Selbstversuch zu gelingen.

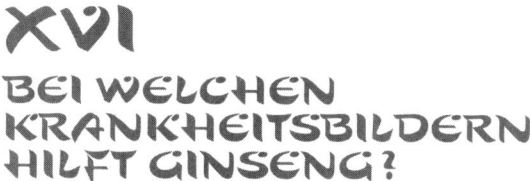

XVI
BEI WELCHEN KRANKHEITSBILDERN HILFT GINSENG?

POTENT, FIT UND VITAL! HAT VIAGRA EINE NATÜRLICHE KONKURRENZ?

In der umfassenden Literatur über die Ginsengwurzel findet sich auch die Geschichte eines deutschen Apothekers, der bei seiner Arbeit auf den Philippinen auf einen überaus vitalen und vergnügten chinesischen Kollegen traf. Die Bekanntschaft machte der Deutsche in einer traditionellen Kräuterapotheke, in der er gegen eine Unpäßlichkeit ein Mittel kaufen wollte. Er war überaus fasziniert von der Energie und der Lebensfreude des alten Mannes, den er zu diesem Zeitpunkt auf Ende sechzig schätzte.

Im Laufe des Gesprächs stellte sich heraus, daß der freundliche Chinese bereits 93 Jahre alt war und nicht im geringsten daran dachte, sich zur Ruhe zu setzen. Er war auch gerne bereit, das Geheimnis um seinen Zustand zu lüften und zeigte seinem jungen Kollegen eine gelbliche Wurzel. Er habe schon sehr früh damit angefangen, täglich ein Stück dieser Wurzel zu essen.

So erfuhr Karl Heinz Rückert zum ersten Mal von den Wirkungen der echten koreanischen Ginsengwurzeln. Das Thema faszinierte ihn so, daß er es zum Gegenstand umfassender Forschungen machte. Sie brachten ihm 1974 immerhin die Ehrendoktorwürde der koreanischen Universität Seoul ein.

Aber es waren nicht nur die Auswirkungen auf den Organismus und die Organfunktionen, die den Apotheker faszinierten. Der alte Mann hatte ihn nämlich zu sich nach Hause eingeladen, um ihm den ganzen Segen der sagenumwobenen Wurzel zu demonstrieren.

Zu Hause stellte er dem erstaunten Gast eine 18jährige Frau vor, die er erst vor wenigen Wochen geheiratet hatte – seine vierte wohlgemerkt, wie er heiter seinem Besucher mitteilte. Der Alte lebte mit all seinen Ehefrauen in einem Haus zusammen, jede bewohnte eine separate Etage. Die jüngste wohnte ganz oben. Was den vitalen, frischgebackenen Ehemann nicht daran hinderte, sie am häufigsten zu besuchen. Dem würde hierzulande so mancher Mann sicher gerne nacheifern, wären da nicht unsere restriktiven Zivilgesetze!

Die Ginsengwurzel wurde immer von dem Ruf begleitet, Unglaubliches für die Potenz zu tun. Selbstverständlich ist in diesem Zusammenhang nur von Männern die Rede. Das war bereits im Alten China so, wo dieses Aphrodisiakum ja nur den Mächtigsten und Reichsten vorbehalten war. Und die Frauen fielen damals wie heute überhaupt durch das Raster. Unsere modernen Pharmahersteller scheinen auch die sexuellen Bedürfnisse der Frauen für lange nicht so gewinnbringend zu halten wie die der Männer.

Dabei gilt für beide Geschlechter, daß sich Disharmonie, Streß im Beruf und im Privatleben, Sorgen, Depressionen oder Krankheiten gerade auf sexuelle Energie und Libido auswirken.

Wer sich abgeschlagen und erschöpft fühlt und den Kopf nicht frei hat, weil er oder sie an das bevorstehende Gespräch mit dem Chef, die abzuarbeitende Einkaufsliste oder die drohende Nichtversetzung der Kinder denkt, verspürt wenig Lust nach ungezwungener Sexualität. Auch die Angst zu versagen ist oft der Anfang eines Teufelskreises. Man begibt sich erst gar nicht mehr in die Situation, findet Vorwände, um keine Peinlichkeiten zu provozieren. Dabei wäre der gelungene Versuch oft schon der entscheidende Ausweg aus dem Dilemma.

Doch die Angst, sich vor der Partnerin zu blamieren, führt dann in der Folge zu andauernder Unlust – und am Ende zu faktischer Impotenz, die dann wirklich nur noch mit einer Therapie zu heilen ist. Was freilich der Markt diesbezüglich zu bieten hat, dient bei sensiblen Zeitgenossen auch nicht gerade zum Anstieg der erotischen Wunschproduktion. Implantate, die bei Bedarf aufzupumpen sind, Penisinjektionen zwei Stunden davor, die im schlimmsten Fall sogar zu einer Dauererektion führen können, die nur der Facharzt wieder beheben kann – alles keine wirklich überzeugenden Alternativen. Die propagierte Verfahrensweise, man solle die Injektion einfach ins zärtliche Vorspiel integrieren, jagt weder Mann noch Frau Schauer der Wollust über den Rücken, sondern läßt allenfalls weitere Peinlichkeiten befürchten. Denn bei aller Liebe und Leidenschaft, Vertrauen einmal vorausgesetzt, alle Intimitäten müssen nicht um jeden Preis geteilt werden.

Mann und Frau werden also nach etwas weniger drastischen Methoden Ausschau halten.

Wie steht es in diesem Zusammenhang mit dem Gegenstand dieses Buches? Tatsache ist, daß Ginseng-

produkte europaweit in den klassischen Sex- und Erotik-
shops, neben »Ehehygiene«, Videos, Reizdessous, Lack,
Leder und Peitschen, feilgeboten werden. Jedoch meist als
Kombinationspräparat in Verbindung mit Vitamin E. Dies
scheint von einem legendären Versuch in Argentinien her-
zurühren. Dort stellte man bei der Zucht von hochwertigen Rennpferden fest, daß die Hengste bei der Gabe von
hochdosiertem Vitamin E um einiges potenter und frucht-
barer waren. Allerdings gibt es keinerlei Studien, die diese
Tatsache auch bei Menschen bestätigen.

Stephen Fulder nennt in seinem zitierten Standardwerk
diese Kombination schnöde und völlig phantasielos, gemessen an dem, was die Alten Chinesen dem Ginseng zur
Potenzförderung beimischten. Da rührte man für eine
ordentliche Behandlung hundert Pfauenzungen oder pul-
verisierte Seepferdchenschwänze in den Wurzelbrei, würz-
te ihn mit Cayennepfeffer und mischte noch das Sperma
pubertierender Knaben hinein.

In Verbindung mit solchen hochsymbolischen Zutaten
avancierte der Ginseng zum angesehensten aller Aphro-
disiaka. Aber ist er das wirklich? Diese Frage muß mit
einem klaren Jein beantwortet werden. Denn er ist keineswegs ein Potenzmittel im klassischen Sinne, er steigert
weder die Erektionsfähigkeit noch die sexuelle Ausdauer.
Dennoch bewirkt er unumstritten etwas auf diesem Gebiet. Und zwar, indem er ausgleichend auf den Organismus einwirkt, das Wohlbefinden steigert und die Leistungsfähigkeit positiv beeinflußt. Kurzum: er wirkt stabilisierend und harmonisierend, und damit kehrt verlorene
Vitalität zurück, Ängste und depressive Verstimmungen
schwinden, und all dies kommt der sexuellen Aktivität

zugute. Heute kann man durch pharmakologische Studien und im Tierversuch belegen, daß der Ginseng zudem eine gefäßerweiternde Wirkung hat und sich günstig auf die Durchblutung auswirkt. Auch diese Tatsache hat Auswirkungen auf das Sexualverhalten. Und zwar beim Mann und bei der Frau, wie aus jüngsten Studien klar hervorgeht. Denn Ginseng wirkt sich bei beiden Geschlechtern zusätzlich positiv auf den Hormonspiegel aus und damit natürlich auch auf die Funktion der Sexualorgane, deren Stimulationsempfindlichkeit sich signifikant steigert.

Auch das Wachstum der Sexualorgane scheint sich unter der Gabe von Ginseng zu beschleunigen. Zumindest konnte das im Tierversuch nachgewiesen werden. Bei weiblichen Mäusen wuchsen die Eierstöcke schneller, bei Hähnen beobachtete man eine Vergrößerung der Sexualorgane, Kaninchen waren früher geschlechtsreif. Bei allen Gattungen konnte man mehr Ausdauer beim Geschlechtsakt beobachten, und die Spermien der tierischen Probanten erwiesen sich als deutlich lebensfähiger. Diese Ergebnisse sind allerdings bislang nicht beim Menschen nachgewiesen worden.

Unstrittig ist, daß Potenzstörungen und Libidoverlust nach einem gewissen Zeitraum der Ginsengeinnahme teilweise oder ganz verschwinden. Dies bestätigten japanische Forschungen, bei denen eine Gruppe von Männern, die an Potenzstörungen litten und deren Zeugungsfähigkeit stark eingeschränkt war, mit Ginseng behandelt wurden. Bei allen Probanten konnte die Zunahme des Interesses an Sex und eine verstärkte Spermienproduktion mit besserer Qualität festgestellt werden.

Die Pflanze hat also, nachweislich und wissenschaftlich belegt, positive Auswirkungen auf die sexuelle Aktivität. Zum erfolgreichen Einsatz als rasch aktivierendes Liebeselixier scheint es freilich vor allem einer gehörigen Portion Phantasie zu bedürfen. Wodurch sich diese stimulieren läßt, das muß jedes Paar selbst herausfinden.

STRESS – DAS UNBEKANNTE RISIKO

Morgens früh um sieben klingelt der Wecker. Ein ganz normaler Tag im Leben einer ganz normalen Familie beginnt.

Ausgeschlafen ist keiner, die Eltern erheben sich mißmutig aus den Federn, nachdem sie die Geduld des Weckers schon hinreichend strapaziert haben. »Nur noch fünf Minuten« heißt das Spiel.

Nun gibt es auch keine Schonzeit mehr für den Nachwuchs, auch wenn der noch so sehr um Aufschub bettelt. Die Frau des Hauses kümmert sich um Frühstück und Tagesverpflegung der Familie, der Vater spielt ergeben Controletti, damit Sohn und Tochter einigermaßen vorzeigbar das elterliche Haus verlassen. »Nun macht doch endlich, seid ihr immer noch nicht fertig, es ist höchste Zeit«, schallt es mehrfach durchs Haus.

Wenn endlich alle an ihren morgendlichen Bestimmungsorten – in Kindergarten, Schule, Büro und Schalterhalle – angekommen sind, hat sich der Adrenalinspiegel schon kräftig aufgebaut.

Das Auto steckte im Stau, die U-Bahn hatte Verspätung, die Stimmung hebt sich auch zwischen drängelnden und rempelnden Menschenmassen nicht. Lärm, schlechte Luft, Abgase, Aggressionen: Alltag.

Er hat wichtige Entscheidungen zu treffen, hochkarätige Kunden fordern Sonderkonditionen, ein unangenehmer Streit um Kompetenzen mit der anderen Abteilung, und außerdem droht die Bank mit Kündigung des hoffnungslos überzogenen Disporahmens.

Sie arbeitet halbtags in einer Service-Hotline und organisiert das Familienleben. Pünktlich kommt auch sie selten raus, überlegt zwischen den Telefonaten, was sie der Familie abends vorsetzt, erledigt hektisch und nebenbei die Einkäufe. Ein Blick auf die Uhr, die Kinder müssen eingesammelt werden, sie brauchen etwas zu essen, die Hausaufgaben müssen kontrolliert werden. Schon wieder drängt die Zeit. Sie tritt ihren Zweitjob als Taxiunternehmerin an, die Kinder müssen zum Klavierunterricht, zum Sport, oder sie wollen Freunde besuchen oder gar empfangen.

Und ehe man sich versieht, ist das Abendbrot fällig. Er hat sich abends verspätet. Chef, Verkehr, das übliche. Sie ist eigentlich sauer, aber möchte nicht schon wieder Streit. Also schweigt sie. Anrichten, Essen, eine müde und maulige Familie um den Tisch, Gezeter. Ein Blick auf die Uhr, die Kinder müssen ins Bett, dabei finden sie das Fernsehprogramm total spannend und decken die Eltern mit hinhaltenden Fragen ein. Diskussionen.

Danach? Sie muß noch Wäsche sortieren und bügeln, er ans Finanzamt um Stundung schreiben – der Dispo…

Gereizte Atmosphäre, am Ende noch ein Streit, irgendwann fällt man erschöpft ins Bett, denn morgen um sieben geht's weiter.

Zugegeben ein leicht überzeichnetes Negativszenario modernen Familienlebens.

Nur – solcher Dauerstreß hat ungeheure Auswirkungen auf die Gesundheit. Umwelteinflüsse wie Abgase und Smog belasten unser Immunsystem und können zu Erkrankungen führen. Eine unausgewogene Ernährung verstärkt die Anfälligkeit für Krankheiten. Psychische Belastungen durch hohe Berufsanforderungen oder familiäre Krisen fordern ihren Tribut. Anhaltender Streß macht krank und führt zu Gesundheitsschäden, die wir bis heute nur annähernd abschätzen können.

Der Leistungsdruck und der Kampf ums Überleben haben in den modernen Industrienationen derart zugenommen, daß der Körper irgendwann nur noch mit Verweigerung reagiert, er funktioniert nicht mehr, wird krank.

Nicht selten leiden Berufsgruppen, die einem enormen Druck ausgesetzt sind und eine hohe Verantwortung tragen, unter ganz spezifischen Erkrankungen, wie Magengeschwüren, Herz-Kreislauf-Beschwerden oder Depressionen.

Die Menschheit kennt Streß, seit sie existiert. Jagd, Kriege und der nackte Kampf ums Überleben, das Erlegen eines Tieres: In Momenten großer Gefahr schüttet die Nebennierenrinde Streßhormone aus, eine natürliche Art des Organismus, das Bewußtsein auf eine drohende Gefahr hinzuweisen. Nur ließen sich die Menschen früher – im Gegensatz zu uns – in der Regel mehr Zeit für die Arbeitsabläufe. Der moderne Mensch ist einem multifaktoriellen Dauerstreßprogramm ausgesetzt, dem er sich immer weniger entziehen kann. Die Nebennierenrinde ist unablässig damit beschäftigt, Streßhormone auszusenden, ohne daß diese vom Organismus abgebaut werden können. Die Auswirkungen auf die Gesundheit sind enorm.

Nun ist Ginseng kein Zaubermittel, das den Faktor Streß beseitigen könnte. Aber aufgrund seines adaptogenen Wirkungsprofils ermöglicht er dem Organismus, besser mit Belastungssituationen umzugehen. Er wirkt stabilisierend und harmonisierend auf das zentrale Nervensystem und scheint sich deshalb sehr gut als Streßprophylaxe zu eignen. Dabei ist wissenschaftlich nicht vollkommen geklärt, wie sich die Gabe von Ginseng biochemisch auswirkt. Man vermutet ein Zusammenspiel zwischen der Hirnanhangsdrüse (Hypophyse), dem Hypothalamus, einem Teil des Zwischenhirns und der Nebennierenrinde. Diese Bereiche sind alle mit von der Partie, wenn wir eine Situation als »stressig« empfinden. Hinreichend durch Untersuchungen belegt ist jedoch, daß Menschen, die über einen regelmäßigen Zeitraum Ginseng einnehmen, wesentlich weniger streßanfällig sind. Das erklärt man sich damit, daß durch Ginseng die körpereigenen Abwehrkräfte besser aktiviert werden. Der Organismus entwickelt mehr Energie und kann sich somit besser wehren. Daher werden die produzierten Streßhormone leichter wieder abgebaut, das natürliche Gleichgewicht wird schneller wiederhergestellt.

Die Wirkung des Ginseng kann man natürlich wesentlich unterstützen, indem man seinen Alltag vernüftiger organisiert, also regelmäßige Entspannungsphasen einlegt, sich hinreichend bewegt und sich ausgewogen ernährt.

Eingeschränkte Leistungsfähigkeit

Am liebsten würde man sich den ganzen Tag verkriechen, niemanden sehen, mit keinem sprechen und nur noch schlafen. Man fühlt sich schlapp, dauermüde und zu nichts wirklich in der Lage. Eigentlich müßte man raus aus dem Alltagstrott, aber die bloße Vorstellung der damit verbundenen Aktivitäten läßt die Lust auf einen Tapetenwechsel schnell schwinden. Man fühlt sich ausgelaugt, überfordert und könnte jeden Moment losheulen. Kurzum, die Lebensenergie und Lebensfreude hat einen völlig verlassen.

Dieses Gefühl deutet auf eine restlose Erschöpfung hin, für die es viele Ursachen geben kann:

Überanstrengung, große psychische oder physische Belastungen, aber auch eine vorhergegangene Krankheit. Natürlich kann die Abgeschlagenheit umgekehrt auf eine bevorstehende Erkrankung hinweisen, viele Autoimmunerkrankungen beginnen auf diese Art und Weise. Deshalb sollte man immer einen Arzt aufsuchen, wenn diese Symptome über einen längeren Zeitraum anhalten und sich nicht nur auf ein paar Tage beschränken. Dann sollte man den organischen Befund abklären lassen.

Aber prinzipiell hat sich Ginseng in solchen Situationen als wirksames Mittel erwiesen.

Erinnern wir uns an die verschiedenen Versuchsreihen der russischen Pioniere bei der wissenschaftlichen Überprüfung des Ginseng. In all diesen Fällen waren die Versuchspersonen oder -tiere an den Grenzen ihrer Leistungsfähigkeit angekommen. Die hochdosierte Gabe von Ginseng zeitigte in allen Fällen eine sofortige Wirkung. Das führt man darauf zurück, daß die Zuckerspeicherung in der Leber angeregt wird, die man unbedingt zur Energiegewinnung braucht. Diese Glykogene sind auch in der Muskulatur gespeichert und können mit Hilfe des Ginseng besser freigesetzt werden.

Studien haben ergeben, daß für diesen Mechanismus insbesondere die Ginsenoside Rb 1, Rb 2, Rc, Rd, Re, Rf und Rg 1 verantwortlich sind.

Hier greift dasselbe Prinzip wie beim besseren Umgang mit Streß. Die körpereigene Abwehr wird gestärkt, das heißt, das Immunsystem funktioniert besser. Die physische und psychische Leistungsfähigkeit wird wieder gestärkt, dies gilt auch für die Konzentrationsfähigkeit und das geistige Auffassungsvermögen.

Forever Young!

Seit Jahrtausenden träumen die Menschen davon, den natürlichen Alterungsprozeß aufhalten zu können. Generationen von Alchimisten, Magiern und Hexen haben sich an der Lösung dieses Problems versucht. Die Methoden und Rezepturen wirken auf unser naturwissenschaftlich geprägtes Bewußtsein fremd, abenteuerlich, phantastisch. Aber auch vielen Zeitgenossen der Jungbrunnenanbieter erschien vieles lächerlich oder betrugsverdächtig.

Weltberühmt ist das Gemälde »Der Jungbrunnen« (1547) von Lucas Cranach dem Älteren, dessen verschroben-heiterer Spott über die Phantasien häßlicher Alter mehr zur Klärung des Themas beigetragen hat als manch wutschnaubende Polemik gegen Obskurantismus und Okkultismus. Ausgerechnet das »aufgeklärte« 18. Jahrhundert weist eine Vielzahl einflußreicher Scharlatane auf – man denke etwa an Cagliostro oder Mesmer –, die oft in höchsten Kreisen überzeugte Gläubiger ihrer seltsamen Praktiken fanden.

Und so ganz ohne jeden Anhalt in der Wirklichkeit ist der Traum von der »ewigen Jugend« nicht – auch wenn das Attribut »ewig« nicht ganz wörtlich zu nehmen ist. Die durchschnittliche Lebenserwartung hat sich in den letzten hundert Jahren fast verdoppelt. Auf dem soliden Boden moderner Hygiene und den Erfolgen der Medizin im Kampf gegen die großen Seuchen gelang es immer mehr Menschen, rüstig die Siebzig, die Achtzig oder die Neunzig zu erreichen. Dieser unbestrittene Fortschritt diente verständlicherweise als Nährboden neuer Hoffnungen. Wenn Frauen in ihren Fünfzigern heute so faltenlos und schön wie ihre Vorgängerinnen zu Zeiten Balzacs mit dreißig aussehen können – warum sollten in naher Zukunft nicht Endsechzigerinnen attraktiv wie heutige 40jährige wirken können? Oder die Männer: Begeistert kolportiert die Medizin Zeugungsleistungen Hochbetagter: Charlie Chaplin, Luis Trenker, Ives Montand. Welche Überraschungen werden wir noch mit Hormonbehandlungen, Viagra oder anderen Spitzenleistungen der Pharmaforschung erleben?

Ganze Industriezweige leben heute wieder von der Verheißung immerwährender Jugend. Dabei ist die Mehrzahl der Produkte seit eh und je schon beim ersten Hinsehen dubios. Wer Pillen oder Wundercremes anbietet, die den Alterungsprozeß in 24 Stunden stoppen oder gar umkehren, verdient weder Gehör noch Kundschaft. Im Blätterwald der Hochglanzmagazine und Frauenzeitschriften wird jugendliches Aussehen älterer Stars wie Tina Turner, Cher, Joan Collins oder Götz George gefeiert. Es gilt die Devise: Wenn man schon älter werden muß, dann soll das die Umwelt wenigstens nicht merken. Gutes, das heißt vor allem junges Aussehen im Alter ist inzwischen längst zum Statussymbol geworden. Denn diese Form von Jugendlichkeit muß man sich schließlich leisten können. Und wenn weder die Pflege von innen noch die von außen den natürlichen Faltenbildungsprozeß kaschieren kann, dann gibt es ja immer noch die Schönheitschirurgie, ein Zweig der Medizin, der zunehmend boomt.

Wenn man uns glauben machen will, daß es sich beim Altern um einen rein äußerlichen – und daher verhinderbaren – Prozeß handelt, dann unterschätzt man dabei, daß der gesamte Organismus davon betroffen ist. Jedes Organ und jede Zelle ist einem Alterungsprozeß unterworfen, der sich nicht aufhalten läßt. Zumindest bislang noch nicht. Die weise Haltung unserer Vorfahren, die es für erstrebenswert hielten, in Würde zu altern, wurde mit Hilfe der Medien und der Werbeindustrie abgelöst durch das Leitbild »ewiger« Jugendlichkeit. Kaum jemand vermag sich noch dieser Norm zu entziehen. Grauköpfige Politiker markieren fernsehwirksam die jugendlichen Helden, in Baden-Baden oder Florida zeigen selbstbewußte 70jährige stolz ihre Ansehnlichkeit im Mini oder Lackkostüm. 60jährige Manager haben schlank und rank die Konferenz zu stürmen, sonst zweifelt man an ihrer berufsnotwendigen »Dynamik«. Und offenbar gibt es auf dem unerschöpflichen Markt der Wellness-, Fitness- und Regenerationsindustrie genug Methoden, Moden und pharmazeutische Produkte, die eine solche Lebensführung ermöglichen.

Auch der Ginseng hatte über viele Jahrhunderte den Ruf, ein lebensverlängernder Jungbrunnen in Wurzelform zu sein. Unerhörtes drang aus seiner Heimat nach Europa, Geschichten von vitalen Greisen von fast dreihundert Jahren, die in ihrem nicht enden wollenden Lebensabend mit körperlichen und geistigen Leistungen von Mittdreißigern aufwarten konnten. Jedenfalls sorgten diese Gerüchte dafür, daß die Wurzel für teuerstes Geld unterm Ladentisch gehandelt wurde.

Heute weiß man natürlich, daß es sich hier um viel mehr Dichtung als Wahrheit handelte.

Was man aber auch weiß und durch Studien belegen kann, ist die Tatsache, daß das besondere Wirkungsprofil des Ginseng durchaus in der Lage ist, die Lebensqualität im Alter erheblich zu verbessern.

Schließlich häufen sich mit den Jahren körperliche Verschleißerscheinungen und auch die Gefahr ernster Erkrankungen. Nicht umsonst sagt man, daß wir im Alter multimorbide werden, das heißt, wir leiden an mehreren unterschiedlichen Krankheiten, die oft eine regelmäßige Einnahme von Medikamenten mit der Folge unberechenbarer Nebenwirkungen bedeuten. Die Vitalität und das Leistungsvermögen nimmt ab und damit auch die Lust, sich aktiv am Leben zu beteiligen.

Ältere Menschen sind weniger belastbar, sind schneller erschöpft und brauchen öfter einmal eine Pause.

Wenn ältere Menschen Ginseng anwenden, dann greift auch hier wieder das adaptogene Prinzip. Regelmäßig genommen, wirkt die Heilpflanze harmonisierend, sie stärkt die Immunabwehr und sorgt dafür, daß die Zellen besser mit Sauerstoff versorgt werden. Das Allgemeinbefinden wird deutlich besser und wirkt sich so positiv auf die Leistungsfähigkeit und die Konzentrationsfähigkeit aus. Ältere Menschen werden weniger anfällig für Krankheiten, gegen die ihr geschwächtes Immunsystem nicht mehr richtig ankommt.

Sollten sie krank werden, erholen sie sich davon wesentlich langsamer als ein Jüngerer mit der gleichen Erkrankung. Auch dies ist ein ganz natürliches Phänomen, das der Alterungsprozeß mit sich bringt.

Natürlich ist es nicht ausreichend, hochdosierten Ginseng zu nehmen und damit zu glauben, man habe dem Alter ein Schnippchen geschlagen. Man sollte auch seine Lebensgewohnheiten mit der wachsenden Zahl der Jahre umstellen. Der Körper braucht hinreichend Bewegung, viel frische Luft, die richtige Ernährung und ausreichend Schlaf. Eine Kombination aus bewußtem, maßvollem Leben und Ginseng verbessert das allgemeine Befinden im Alter erheblich.

So sollen Mao und Nehru und viele andere Politiker, die ihre Regierungsgeschäfte bis ins hohe Alter geführt haben, regelmäßige Ginsengkonsumenten gewesen sein. Erfreulicherweise ist die Wunderdroge heute nicht mehr allein den »Herrschern« reserviert, sondern uns allen zugänglich.

GINSENG UND KREBS

Eine der wohl am meisten mit Angst besetzten Erkrankungen unseres Jahrhunderts ist sicher der Krebs. Auf fast keinem Gebiet wurde in der Vergangenheit so unermüdlich geforscht. Immer aufs neue flackerten Hoffnungen auf, endlich ein Mittel gefunden zu haben, das die Krankheit nicht nur eindämmt, sondern vollständig besiegt. Ähnliche Anstrengungen kennt man sonst nur noch in Zusammenhang mit Aids.

Natürlich ist man inzwischen in der Krebstherapie wesentlich weitergekommen, aber es gab noch keinen Durchbruch auf der ganzen Linie.

Die Therapie gegen den Krebs ist für den Patienten oft genauso schrecklich wie die Erkrankung selbst. Die Medikamente sind stark und haben viele Nebenwirkungen, das gleiche gilt für die Chemotherapie durch Bestrahlung. Die Bilder von auf diese Art therapierten Patienten hat inzwischen jeder vor Augen. Hinzu kommt bei den Betroffenen die ständige Sorge, ob man den Krebs vollständig entfernen konnte, durch eine Operation beispielsweise, und ob die Medikamente und die Bestrahlung es geschafft haben, daß er nicht wiederkommt, ob der Tumor nicht schon gestreut hat und sich an irgendeiner anderen Stelle im Körper schon Metastasen gebildet haben. Für die Patienten und ihre Angehörigen bedeutet dies eine enorme psychische Anspannung. Erkrankung wie Therapie bringen eine immense körperliche Belastung mit sich.

Das Immunsystem des Patienten ist ohnehin völlig geschwächt, sonst hätte der Krebs sich nicht so weit entwickeln können. Die Therapie läßt dem Organismus wenig Chancen, das Immunsystem zu stärken. Helfen müssen also zusätzliche medikamentöse Maßnahmen.

Inzwischen gibt es eine ganze Reihe von Kliniken, die sich genau darauf spezialisiert haben. Sie behandeln Krebspatienten nach einer Operation und nach der Chemotherapie beispielsweise mit hochdosierten Antioxidantien, also mit Vitamin E, Vitamin C, Betakarotin und Selen. Dadurch kann die natürliche Immunabwehr gestärkt werden, das Blut wird verdünnt, der Blutfluß verbessert sich, und die Zellen werden reichlicher mit Sauerstoff versorgt. Vorreiter waren hier übrigens Kliniken in Ostdeutschland. Was nicht ganz verwundert, wenn man die traditionelle Aufgeschlossenheit Rußlands gegenüber Naturheilverfahren und die enge Kooperation der damaligen sowjetischen Medizin mit der DDR in Betracht zieht.

Ähnliche Beobachtungen wie bei der Verabreichung von Antioxidantien hat man bei der Gabe von Panax ginseng C. A. Meyer G 115 in der Krebstherapie gemacht. Auch hier stammen die Erfahrungen hauptsächlich aus Rußland. Doch auch in Japan konnten Erfolge verzeichnet werden: Im Tierversuch konnte nachgewiesen werden, daß sich bei Mäusen und Ratten das Wachstum von Tumorzellen bei bestimmten Krebsarten verlangsamt. Dies ist allerdings nicht auf den Menschen übertragbar.

Nach allen bisherigen Untersuchungen wäre es falsch zu behaupten, Ginseng heile Krebs.

Aber die Gabe von Ginseng kann durchaus etwas Positives bewirken. Und wieder begegnen wir dem sehr ungewöhnlichen Wirkungsspektrum dieser Heilpflanze: Wie bei anderen Leiden kann sich auch in der Krebstherapie die Verbesserung des allgemeinen Wohlbefindens und die Steigerung der Vitalität überaus günstig auf den Genesungsprozeß auswirken. Konkrete Auswirkungen einer Therapie mit Ginseng konnten im Blutbild nachgewiesen werden. Wie mehrfach erwähnt, stärkt Panax ginseng C. A. Meyer, die einzige Sorte, die für die medizinische Therapie relevant und auch zugelassen ist, das körpereigene Immunsystem. Das ist für jeden Rekonvaleszenten von Bedeutung, hat aber bei der Krebstherapie eine noch bedeutsamere Tragweite.

So ergab eine Studie bei Patienten, die an verschiedenen Krebsformen erkrankt waren, daß sich nach einer Gabe von Ginseng über einen Zeitraum von drei Monaten deren Blutwerte deutlich verbessert hatten. So fand man bei dieser Patientengruppe wesentlich weniger Fälle von Anämie (darunter versteht man eine verminderte Bildung der roten Blutkörperchen), bei Krebspatienten häufig das Resultat der aggressiven Chemotherapie und eine der Hauptbegleiterscheinungen bei Leukämie. Die Leukozytenbildung war deutlich erhöht, was auf eine Stabilisierung der Immunabwehr schließen läßt. Alle Patienten zeigten ein deutlich besseres Allgemeinbefinden, klagten weniger über Depressionen und entwickelten einen normalen Appetit.

Erstaunlich war auch die Beobachtung, daß die Nebenwirkungen der Medikamente und die der Chemotherapie viel geringer waren als bei nicht mit Ginseng behandelten Patienten.

Aber es muß noch einmal betont werden, Ginseng ist kein Wunderheilmittel im Kampf gegen den Krebs. Allerdings kann er infolge seiner stabilisierenden Wirkung auf das Immunsystem als vorbeugender Schutz präventiv wirken, so daß erst überhaupt kein Krebs ensteht.

HERZ-KREISLAUF-ERKRANKUNGEN: TODESURSACHE NUMMER 1 IN DEN MODERNEN INDUSTRIENATIONEN

Hektik und Streß, falsche Ernährung und mangelnde Bewegung lassen den Organismus auf lange Sicht nicht unberührt. Oft schlagen sich diese Streßauslöser auf den Kreislauf nieder, führen zu Herz-Kreislauf-Problemen, zu Arteriosklerose bis hin zum Herzinfarkt.

Kardiovaskuläre Erkrankungen stellen in den überentwickelten Industrienationen eine der Hauptbedrohungen dar. Durch Ernährungsumstellung und einen bewußteren Lebenswandel kann der einzelne zwar wirksam vorbeugen, aber er wird sich schwer tun, alle Streßfaktoren gänzlich zu verhindern. Auch hier hat sich Ginseng als wirksame Prophylaxe erwiesen. Zum einen erhöht er die Fähigkeit, besser mit Streßsituationen fertigzuwerden. Zum anderen unterstützt er den Organismus noch durch weitere Qualitäten.

So hat man festgestellt, daß sich unser ostasiatisches Phytopharmakon positiv auf den Cholesterinspiegel auswirkt.

Die Gefahr eines zu hohen Cholesterinspiegels wurde in den vergangenen Jahren heftig diskutiert und ist inzwischen wohl jedem bekannt. Allerdings streitet man sich bis heute, was in diesem Zusammenhang als Normalwert zu bezeichnen ist, nicht zuletzt, weil die Höhe des Gesamtcholesterins, also des Blutfettspiegels, von ganz unterschiedlichen Faktoren abhängen kann.

Grundsätzlich ist der Gesamtcholesterinspiegel nach belastenden, stressigen Situationen erhöht, ebenfalls findet man bei Frauen während der Periode oder in der Menopause weit von der Norm abweichende Werte. Wird das Cholesterin nach dem Konsum von zuviel Alkohol oder sehr fetter Nahrung gemessen, zum Beispiel nach dem Verzehr größerer Fleischportionen, so können die Werte drastisch in die Höhe schnellen, um sich nach kurzer Zeit wieder zu normalisieren. Eine einmalige Messung kann demzufolge nie ausschlaggebend für eine allgemeingültige Diagnose sein.

Außerdem muß man bei der Feststellung des objektiven Cholesterinwertes immer zwischen dem sogenannten »guten« (HDL) und dem »bösen« (LDL) Cholesterin unterscheiden. HDL hat eine wichtige Schutzfunktion für die Zellen und reguliert den Gesamtcholesteringehalt.

Der Körper bildet in der Leber eigenes Cholesterin, das Gros wird allerdings über die Nahrung aufgenommen, und zwar ausschließlich über tierische Produkte. Pflanzliche Nahrungsmittel enthalten kein zusätzliches Cholesterin. Wenn im Körper zuviel LDL enthalten ist, kann es zu Fettablagerungen in den Zellen, respektive in den Wänden der Arterien kommen, was in der Folge zu einer Verhärtung der Blutgefäße führt. Man spricht dann von Arteriosklerose. Das Gefährliche an dieser Erkrankung ist, daß das Blut nicht mehr frei zirkulieren kann, Durchblutungsstörungen sind die Konsequenz. Zudem muß das Herz sehr viel mehr leisten, um den Organismus hinreichend mit Blut versorgen zu können. Nicht selten findet man eine eingeschränkte Durchblutung auch in der Herzmuskulatur oder im Gehirn. Dadurch steigt die Gefahr, einen Herzinfarkt oder einen Schlaganfall zu erleiden.

Sind die Arterien erst einmal angegriffen, so ist es medikamentös sehr schwierig, etwas dagegen zu tun. Auch durch die Einnahme von Ginseng kann eine Schädigung nicht mehr behoben werden. Allerdings eignet sich die Heilpflanze zur Vorbeugung gegen derartige krankhafte Veränderungen.

Im Tierversuch hat man festgestellt, daß die Leber von Ratten, die vorher über die Nahrung sowohl mit reichlichen Mengen Fett als auch mit hochdosiertem Ginseng versorgt wurden, das LDL-Cholesterin wesentlich schneller abbaute als bei Tieren, denen man keinen Ginseng gegeben hatte.

Bei Ratten, die nicht unter Streß standen und normale Cholesterinwerte aufwiesen, konnte man keine Wirkung feststellen.

Stephen Fulder betont in diesem Zusammenhang die Wirksamkeit von harmonisierenden Arzneimitteln. Durch derartige Heilmittel kann im Organismus nämlich eine Anpassung der erhöhten Blutfettwerte erreicht werden, die nicht nur Folge einer falschen Ernährung sein müssen, sondern auch mit der übermäßigen Produktion von Streßhormonen (ACTH) zusammenhängen können.

Dabei reicht es natürlich nicht aus, daß Personen mit Herz-Kreislauf-Problemen fleißig hochdosierten Ginseng zu sich nehmen. Sie sollten selbstverständlich ihre Ernährung umstellen, für ausreichende Bewegung an der frischen Luft sorgen und Streßfaktoren so weit wie möglich abbauen.

Zudem gilt auch hier: Ginseng ist kein Allheilmittel und kann nicht an die Stelle bereits verordneter Therapien rücken.

Da die Wirkung gerade bei Patienten mit Bluthochdruck noch nicht ganz geklärt ist und jeder Mensch sehr individuell auf dieses Heilmittel reagiert, sollte anfangs unbedingt der behandelnde Arzt informiert und um Rat gefragt werden. In Eigenregie sollte hier nicht gehandelt werden.

Regulierung des Hormonhaushaltes

Die Hormone sind wesentlich verantwortlich für eine gut funktionierende Steuerung unseres Organismus. Irritationen im Hormonhaushalt können schwerwiegende Erkrankungen nach sich ziehen. Das endokrine System steuert den Stoffwechsel, ist für das Kreislaufsystem verantwortlich und reguliert das Nervensystem; von hormoneller Ausgeglichenheit hängen Sexualität und Fortpflanzung ab.

Die meisten Hormone werden im Hypothalamus, der Hypophyse und der Nebennierenrinde produziert – oft zu ganz bestimmten Tages- oder Nachtzeiten. Unregelmäßige Lebensgewohnheiten können dieses komplizierte System schnell sehr nachteilig beeinflussen, der natürliche Rhythmus kommt aus dem Gleichgewicht, und ein Teufelskreis beginnt.

In unterschiedlichen Untersuchungen bestätigte sich, daß Ginseng überaus positiv auf den Hormonhaushalt wirkt. Nach dem gegenwärtigen Forschungsstand führt man das darauf zurück, daß einzelne Ginsenoside, also die Wirkstoffe des Ginseng, hormonähnliche Strukturen aufweisen. Man vermutet, daß Organe, die hormonell gesteuert sind, dadurch sensibilisiert werden. Außerdem hat man festgestellt, daß an bestimmten Rezeptoren der Organe, an denen normalerweise die Hormone andocken, gewisse Ginsenoside zu finden sind. Allerdings ließ sich bislang noch nicht nachweisen, daß diese Wirkstoffe in gleicher Weise wie die körpereigenen Hormone arbeiten. Was jedoch belegt werden konnte, ist die Tatsache, daß Ginseng anscheinend die Produktion bestimmter Hormone fördert.

DIABETES

Das oben beschriebene Prinzip wirkt sich überaus positiv auf eine der am weitesten verbreiteten Stoffwechselerkrankungen aus, den Diabetes mellitus. Bei dieser Erkrankung produziert die Bauchspeicheldrüse zu wenig Insulin, ebenfalls ein körpereigenes Hormon.

Durch diesen Mangel ist der Körper nicht mehr in der Lage, die Kohlenhydrate, die mit der Nahrung regelmäßig aufgenommen werden, entsprechend zu verarbeiten. Dadurch kommt es zu einem krankhaft erhöhten Blutzuckerspiegel, der künstlich reguliert werden muß, meist durch regelmäßige Insulininjektionen.

Man unterscheidet zwei Formen von Diabetes, den Typ I und den Typ II. Der Diabetes Typ II ist vorwiegend in Industrienationen vorzufinden und ist oft die Folge zu starken Übergewichts. Die daraus rührenden Folgekosten stellen in der Summe aller Erkrankungen eine immense Belastung für unser Gesundheitssystem dar.

Ist Diabetes erst einmal ausgebrochen, so kann er auch durch die Einnahme von Ginseng nicht wieder geheilt werden. Allerdings konnte nachgewiesen werden, daß durch Panax ginseng C. A. Meyer die körpereigene Insulinproduktion gefördert wird. Das bedeutet für den Patienten, daß er gegebenenfalls weniger synthetisches Insulin von außen zuführen muß, also die täglichen Dosen reduzieren kann. Zudem konnte man beobachten, daß sich die Verarbeitung der Kohlenhydrate deutlich verbesserte und damit auch die Werte des Glukosespiegels.

Zusätzlich verbesserten sich die Symptome spezieller Krankheitsbilder beim Diabetes. Häufigste Begleiterscheinung dieser Erkrankung sind nämlich ständige Müdigkeit, Abgeschlagenheit und Leistungsschwäche. Bei der Einnahme von Ginseng beschrieben die Patienten ein wesentlich besseres Allgemeinbefinden, sie fühlten sich vitaler und lebenslustiger.

MENOPAUSE

Einen wichtigen Einschnitt in den weiblichen Hormonhaushalt bedeutet das Klimakterium. Ab diesem Zeitpunkt schrumpfen die Eierstöcke der Frau und stellen die Produktion ihrer Hormone ein – ein Phänomen, daß die Natur nur für den Menschen vorgesehen hat. Bei allen anderen Lebewesen bedeutet die Einstellung der Funktion der Fortpflanzungsorgane auch das Ende ihres Lebens. Früher, als die Menschen noch eine wesentlich geringere Lebenserwartung hatten, war das Klimakterium für die meisten Frauen der Vorbote des Greisenalters. Doch heute ist das anders. Zwanzig, dreißig Jahre, auch sexuell regen Lebens, können noch bevorstehen.

Schon die Vorstellung der Menopause provoziert bei vielen Frauen regelrechte Alpträume, schon lange bevor die hormonelle Umstellung beginnt. Angst vor dem vermeintlichen Verlust der Weiblichkeit, der Anziehungskraft und Sexualität stehen im Vordergrund. Viele haben die Befürchtung, keine richtigen Frauen mehr zu sein.

Meist geht der Beginn der Wechseljahre mit unangenehmen Symptomen einher: Hitzewallungen, unkontrollierbaren Schweißausbrüchen, ständigen Stimmungsschwankungen bis hin zu Depressionen, leichter Reizbarkeit, Gewichtsproblemen, um nur die wichtigsten zu nennen. Die Leistungsfähigkeit nimmt deutlich ab, und das Allgemeinbefinden verschlechtert sich. Der Organismus muß sich völlig neu ordnen, ein Prozeß, der sich über mehrere Jahre erstrecken kann.

Verantwortlich dafür ist die Veränderung des weiblichen Hormonhaushalts. Die Östrogenproduktion, welche die gesamte Regulierung der Eierstöcke, Eileiter und Gebärmutter steuert, wird eingestellt.

Dank der modernen Medizin müssen Frauen heutzutage die unangenehmen Begleiterscheinungen dieses Lebensabschnitts nicht mehr nur geduldig ertragen. Die fehlenden Hormone können auf die unterschiedlichste Art substituiert werden. Doch nicht jede Frau entscheidet sich gerne für eine Hormonbehandlung. Auch hier hat sich standardisierter Ginseng positiv bewährt. Zwar kann dadurch der Veränderungsprozeß insgesamt nicht aufgehalten werden, aber man kann ihn spürbar erleichtern.

Hier greift das allgemeine Wirkungsprinzip dieses Phytopharmakons und seine positiven Auswirkungen auf den Hormonhaushalt. Zudem stoßen wir auch jetzt wieder auf seine adaptogenen Eigenschaften. Sie helfen dem Organismus, sich leichter den neuen Umständen anzupassen. Die typischen »Wechseljahrbeschwerden« werden dadurch deutlich abgeschwächt. Das allgemeine Wohlbefinden und die Leistungsfähigkeit nehmen unter Ginseng zu, und den Frauen fällt es leichter, sich auf den neuen Lebensabschnitt einzustellen. Von weiteren Forschungen auf diesem Gebiet sind in Zukunft noch genauere Ergebnisse zu erwarten.

IMMUNSYSTEM

Wie wir schon an zahlreichen vorangegangenen Beispielen gesehen haben, ist für unsere Gesundheit ein gut funktionierendes Immunsystem ausschlaggebend.

Diese körpereigene Polizei schützt den Organismus vor artfremden Eindringlingen, die sich gerne in Form von Viren oder Bakterien breitzumachen versuchen. Wenn das Immunsystem nicht mehr in der Lage ist, die Fremdkörper zu erkennen und durch eine verstärkte Abwehr zu eliminieren, können unterschiedliche Erkrankungen die Folge sein.

Ginseng wirkt sich offensichtlich deutlich auf Stabilität und Aktivität des Immunsystems aus. Neben vielen schon erwähnten positiven Effekten führt er auch zu einer deutlichen Abnahme allergischer Reaktionen.

Allergien haben in den vergangenen Jahren drastisch zugenommen und werden ebenfalls auf zuviel Streß in Folge von Überbeanspruchung und Umweltbelastung zurückgeführt.

Wir sind täglich unzähligen Angriffen auf unser Immunsystem ausgesetzt, dafür müssen wir unter Umständen noch nicht einmal einen Schritt vor die Haustür setzen. Hausstaubmilben im Bett, gewisse Holzschutzmittel oder Lacke an den Möbeln, Wandfarben, Herbizidrückstände in Kleidung und Nahrung attackieren unseren Organismus, bevor wir uns noch in die Öffentlichkeit gewagt haben.

Tun wir es doch, sind wir konfrontiert mit Bakterien und Viren unserer Mitmenschen, mit Abgasen und Umweltgiften, zahllosen Schadstoffemissionen und UVA- oder UVB-Strahlen, die uns durch die angegriffene Ozonschicht relativ ungefiltert treffen. Dabei macht es wenig Unterschied, ob wir uns bei schönstem Sonnenschein oder bei schlechtem Wetter im Freien aufhalten.

Ein geschwächtes Immunsystem wird sehr leicht Opfer von solchen Angriffen. Der Körper ist nicht mehr in der Lage, die permanenten Attacken erfolgreich abzuwehren. Die Folge sind dauernde Erkältungen, unterschiedlichste Infektionen, Pilzerkrankungen, Hautreaktionen, Haarausfall und Antriebsschwäche, um nur einige Beispiele zu nennen.

Bislang konnte man nicht nachweisen, daß die Ginsenoside über eine eigenständige antibakterielle Wirkung verfügen. Allerdings ist die antibakterielle und antivirale Wirkung des Germaniums inzwischen bekannt, das ja in einer bestimmten Konzentration auch im Ginseng enthalten ist. Zudem scheint Panax ginseng die Produktion von Interferon zu fördern, ebenfalls eine körpereigene Substanz, welche sich auf die Funktionalität des Immunsystems auswirkt, indem es die Zunahme krankheitserregender Viren hemmt.

Nachgewiesen werden konnte aber, daß Ginseng in ungewöhnlicher Weise die körpereigene Abwehr kräftigt und anregt. Wie im Kapitel über Krebs schon dargestellt wurde, aktiviert Ginseng außerdem die Produktion der Lymphozyten, welche für die Bildung bestimmter Antikörper zur Bekämpfung von Bakterien unabdingbar sind.

So konnte in einer serologischen Untersuchung nachgewiesen werden, daß eine Patientengruppe mit einer akuten Virus-Hepatitis B, der man zusätzlich zu der traditionellen Therapie Ginseng verabreichte, das chronische Stadium der Erkrankung nicht erreichte. Ginseng unterstützt offenbar auch hier den Heilvorgang.

Versuche mit Personen, die sich von Berufs wegen stetig bei Wind und Wetter im Freien aufhalten müssen, ergaben, daß bei regelmäßiger Einnahme von Ginseng eine deutlich geringere Anfälligkeit gegen Erkältungskrankheiten bestand.

DAS ZENTRALE NERVENSYSTEM

Inzwischen ist wohl klarer, warum die Ginsengwurzel den Beinamen »Allheilmittel« erhielt. Was früher nur aufgrund von Beobachtung und Erfahrung nutzbar war, läßt sich heute wissenschaftlich exakt erforschen und beweisen. An dieser Stelle kommen wir noch einmal auf Prof. Brekhmans erste Studien in Rußland zurück, die den adaptogenen Wirkungsaspekt dieser Heilpflanze bestätigen. Ginseng wirkte bei manchen Menschen anregend, bei anderen beruhigend, gerade so, wie es der Organismus aktuell benötigte. Brekhman schloß daraus, daß das Phyto-

pharmakon in beide Richtungen harmonisiere, also »adaptogene« Qualitäten besitze.

Man glaubt heute, daß dies darauf zurückgeführt werden kann, daß sich bestimmte Ginsenoside in der Groß-
hirnrinde ansiedeln. Dieser Bereich des Großhirns ist
etwa drei Millimeter dick und enthält rund vierzehn
Milliarden Zellkörper der Nerven. Von hier aus werden
wichtige Funktionen gesteuert, und man nimmt an, daß
man in diesem Teil des Gehirns Eigenschaften wie Er-
innerungsvermögen, Intelligenz, Reflektionsfähigkeit und
die Willenskraft lokalisieren kann.

Allerdings werden von dieser Zentrale aus auch körperliche Verhaltensweisen gesteuert, die man durch den Wil-
len nicht beeinflussen kann, sogenannte vegetative Prozesse. Wie schon beschrieben, regt Ginseng die Übermitt-
lung von Nervenimpulsen an, weshalb die Wirkung an
dieser Stelle von entscheidender Bedeutung ist. Präzise
Untersuchungen haben gezeigt, daß die Ginsenoside die
Nervenreize weder besonders unterdrücken noch aktivieren, vielmehr findet eine Art Feinjustierung statt: Das
gestörte Gleichgewicht wird wiederhergestellt. Überrei-
zungen werden gedämpft, träge neuronale Sensibilität
wird aktiviert und stimuliert.

Das genaue Wirkungsprinzip dieses Vorgangs ist noch
unerforscht.

Doch gelang es, einzelne Ginsenoside zu identifizieren,
die jeweils aktivieren oder beruhigen. Beobachtet wurde,
daß Alkohol oder Beruhigungsmittel bei gleichzeitiger
Einnahme von Ginseng in ihrer Wirkung blockiert werden. Dasselbe ergab sich auch bei Versuchen mit Auf-
putschmitteln: Es kam es zu keiner Überaktivität. In bei-

den Richtungen wurde also eine Ausgeglichenheit her-
gestellt. Für den adaptogenen Wirkmechanismus macht
man aber noch andere Fähigkeiten der Heilpflanze verantwortlich. Ginseng transportiert nachweislich Natrium und
Kalium schneller durch die Zellmembran und beeinflußt
damit positiv den Zellstoffwechsel.

Insgesamt sind auf dem Gebiet des zentralen Nerven-
systems die Forschungen noch am Anfang. Es würde nicht
verwundern, wenn auch hier der Ginseng für Überraschungen sorgt.

DEPRESSIONEN

Infolge der harmonisierenden Eigenschaften der Heilpflanze läßt sie sich wirkungsvoll bei leichten bis mittelschweren Depressionen einsetzen. Nicht nur wegen der
Steigerung des allgemeinen Wohlbefindens, sondern auch
weil sie hilft, den gesunden Schlafrhythmus zu regulieren.
Denn eine der unangenehmsten Begleiterscheinungen
einer Depression ist der gestörte Tag-Nacht-Rhythmus.
Depressive leiden oft unter starken Schlafstörungen. Dadurch wird ein wichtiger hormoneller Produktionsprozeß
in Mitleidenschaft gezogen: Viele lebenswichtige Stoffe
werden nur nachts und vor allem in der Tiefschlafphase
von der Hypophyse produziert und ausgeschüttet. Unter
anderem ist hierbei das Melatonin zu erwähnen, welches
unsere biologische Uhr reguliert, ebenso wie die Produktion ganz bestimmter Stoffe, deren Fehlen physische
Grundlage für das Anhalten der Depression ist. Ein Teufelskreis also. Oft werden Depressionen mit viel zu starken
Antidepressiva behandelt, die zum einen starke Nebenwirkungen aufweisen, zum anderen schnell zu Abhängig-

keiten führen können. Ginseng hat sich auch in diesem Zusammenhang positiv bewährt, da er ausgleichend auf die Gemütsschwankungen wirkt, das Allgemeinbefinden verbessert, den Appetit wieder anregt und den natürlichen Schlafrhythmus fördert.

KOPFSCHMERZEN

Auch bei Kopfschmerzen ungeklärter Herkunft hat sich standardisierter Ginseng bewährt. Allerdings muß vorher abgeklärt werden, unter welcher Form von Kopfschmerzen man leidet und ob nicht gegebenenfalls auch ein Tumor die Ursache sein könnte. Aber man sollte nicht gleich das Schlimmste annehmen.

So kann beispielsweise eine ausgewachsene Migräne mit Ginseng nicht behandelt werden, da bedarf es anderer Therapieformen. In diesem Zusammenhang könnte die Droge allenfalls unterstützend wirken.

Inzwischen weiß man auch, daß Migräne, entgegen der landläufigen Auffassung, keine psychosomatische Erkrankung ist. Diese Einschäzung rührt wohl nicht zuletzt daher, daß vor allem Frauen unter Migräne leiden – angeblich, um sich ihren allzu potenten Ehemännern zu verweigern, wie es vor allem die Literatur des 19. Jahrhunderts gerne beschreibt.

Tatsächlich gibt es Formen von Kopfschmerzen, die sogenannten Spannungskopfschmerzen, die Folge von Streß und psychischer Überanstrengung sein können. Wenig überraschend für uns, hat sich in diesen Fällen die regelmäßige Einnahme von Ginseng bewährt: Die Anfälle von Kopfschmerzen in Streßsituationen gingen bei den betroffenen Personen merklich zurück.

NEUESTE ERKENNTNISSE

Im Folgenden werden einige Anwendungsgebiete des Ginseng vorgestellt, die erst seit kurzem Gegenstand wissenschaftlicher Untersuchungen sind. So wurde beispielsweise eine positive Auswirkung auf die Lungenfunktion und bei Erkrankungen wie Bronchialasthma festgestellt. Dies ist sicher auf die allgemeine Stärkung der Immunabwehr zurückzuführen.

Auch als Therapeutikum bei rheumatischen Erkrankungen wird Ginseng inzwischen von verschiedenen Ärzten angewendet. Es konnte nachgewiesen werden, daß er überhöhte Harnsäurewerte senken kann, wodurch sich unangenehme Symptome, wie etwa sehr schmerzhafte Gelenksbeschwerden, lindern lassen.

Bei Beschwerden im Magen-Darm-Trakt greifen die bereits beschriebenen Wirkungsmechanismen: Ginseng reguliert den Blutfettspiegel und sorgt dafür, daß Kohlenhydrate schneller und besser verarbeitet werden. Er eignet sich somit bestens als Therapeutikum bei Verdauungsbeschwerden – es sei denn, man vergreift sich vor lauter Begeisterung in der Dosierung: Zuviel Ginseng mit hohem Wirkstoffgehalt (die Fachleute nennen eine zehnfache Überdosis) kann zu Durchfällen führen.

Diese Liste möglicher Indikationsgebiete könnte noch episch fortgesetzt werden. Dennoch haben wir uns hier auf die Anwendungsgebiete beschränkt, in denen seriöse Forschungen und Studien existieren.

Darüber hinaus gibt es zahllose Erfahrungsberichte von Patienten mit sehr unterschiedlichen Beschwerden, die aber nur als individuelle Heilerfolge bewertet werden müssen. So berichtet ein Patient mit Alzheimer im Anfangsstadium von einer signifikanten Verbesserung seiner Gedächtnisleistung nach regelmäßiger Einnahme von Ginseng. Ohne wissenschaftliche Überprüfung können diese subjektiven Ergebnisse jedoch keinen Anspruch auf Allgemeingültigkeit erheben.

Vor diesem Hintergrund läßt sich mit Gewißheit nur behaupten, daß weder das Wirkungsspektrum noch die Wirkungsweise des ostasiatischen Phytopharmakons restlos geklärt ist. Für die Forschung macht dies das Objekt nur interessanter. Weitere Ergebnisse können angesichts verschiedener laufender Studien mit Spannung erwartet werden. Nicht ganz zu Unrecht hat man die Königin aller Heilpflanzen mit einer Diva verglichen, die ein Nimbus von Geheimnis und ein Hauch von Mystik umgibt.

XVII
GINSENG:
ZAHLEN UND FAKTEN

inseng ist in Deutschland durch das Bundesinstitut für Arzneimittel (BfArM) als freiverkäufliches Arzneimittel zulassungspflichtig; das bedeutet, es ist mehr als eine bloße Nahrungsmittelergänzung.

Neuzulassungen unterliegen starken Qualitätskontrollen und müssen in folgenden Bereichen mehrfach geprüft werden:

– Toxikologie
– Pharmakologie
– Mikrobiologische Analysen
– Chemische Zusammensetzung
– Physikalische Gegebenheiten
– Reinheitskontrollen
– Auswertung klinischer Studien

Nur wenn ein Produkt all diese Qualitätskontrollen erfolgreich durchläuft, kommt es in die Apotheken und Reformhäuser. Das wird in anderen Ländern oft weniger streng gehandhabt, beispielsweise im angelsächsischen Raum.

Dort sind Ginsengprodukte nicht zulassungspflichtig, sondern freiverkäuflich und unterliegen somit keinen offiziellen Qualitätskontrollen. Daher rühren sicher auch die zahlreichen Nebenwirkungsmeldungen bei amerikanischen und englischen Patienten, die im deutschsprachigen Raum völlig fehlen.

Man führt das auf die hohe Schadstoffbelastung und Verunreinigung von billigen Ginsengprodukten zurück, deren Anbau zur Ertragssteigerung mit chemischen Düngemitteln und Pestiziden forciert wurde.

Daher sollten die Verbraucher unbedingt darauf achten, daß ihr Ginsengpräparat eine deutlich erkennbare Arzneimittelzulassung hat. Denn nur so hat der Käufer die Garantie, für sein Geld ein reines Phytopharmakon erworben zu haben – dies gilt übrigens nicht nur für Ginseng, sondern für alle pflanzlichen Arzneimittel.

Dies vorausgesetzt, gibt es keinerlei Einschränkungen für die Anwendung.

Da sich die Heilpflanze als wichtiger Bestandteil einer wirksamen Prophylaxe erwiesen hat, kann jeder, unabhängig vom Alter, zeitweise oder regelmäßig Ginseng einnehmen. Als Prophylaxe für gesunde Menschen empfiehlt sich die Form der Kur. Das bedeutet drei Gramm Ginseng pro Tag, mit standardisiertem Wirkstoffgehalt, über einen Zeitraum von ein bis drei Monaten. Am besten eignen sich die Jahreszeiten Frühjahr und Herbst. Man hat festgestellt, daß bei einem hochdosierten Einstieg die Dosis bereits nach etwa ein bis zwei Wochen halbiert werden kann, ohne daß sich die Wirksamkeit verändert. Dies dürfte darin begründet sein, daß nach sechs Stunden zwar ungefähr 70 % der eingenommen Tagesdosis wieder aus-

geschieden werden, der verbleibende Rest jedoch länger-
fristig gespeichert wird und gewissermaßen eine Depot-
wirkung entwickelt. Der Körper legt eine Art Lager an,
welches täglich aufgestockt wird. So zehrt der Organismus
auch nach Beendigung einer Kur noch lange von dem
breitgefächerten Wirkungsspektrum.

In der Anwendung der Heilpflanze erfahrene Ärzte
empfehlen deren Einnahme in Phasen großer psychischer
oder physischer Belastungen, bei außergewöhnlichem
Streß, besonderen Leistungsanforderungen und angst-
besetzten Aufgaben. Steht man beispielsweise kurz vor
einer wichtigen Prüfung oder vor einem entscheidenden
Vorstellungsgespräch, so hat es sich bewährt, zwei Tage vor
dem gefürchteten Ereignis mit einer Art Blitzkur zu beginnen, die man bereits am Tage nach der Herausforderung
wieder beenden kann.

Es gibt sogar Berichte, daß auch die einmalige Einnahme von hochdosiertem Ginseng zu einer Art Sofortwirkung führt, die sich schon etwa nach 30 Minuten einstellt. Es wird also sehr schnell ein zusätzliches energe-
tisches Potential aufgebaut und freigesetzt.

Ältere Menschen und chronisch kranke Patienten
können Ginseng bedenkenlos täglich über einen unbe-
schränkten Zeitraum einnehmen. Sie sollten dennoch mit
ihrem Arzt darüber sprechen. Ginseng ersetzt nicht auto-
matisch verordnete Therapien. Andere verschriebene Medikamente sollten weiter eingenommen werden und nicht
ohne Rücksprache mit dem behandelnden Arzt abgesetzt
werden.

Unter den Ginsengkonsumenten gibt es auch ganz
gesunde Menschen jeder Altersstufe, bei denen die regel-

mäßige Einnahme zum alltäglichen Ritual gehört. Diese
Form der Prävention wirkt sich überaus positiv auf die
Gesundheit aus. Die Disposition für Anfälligkeiten jedwe-
der Art ist deutlich geringer als bei anderen Menschen.

Wer regelmäßig Ginseng einnimmt, muß darüber hinaus nicht befürchten, daß sich eine sogenannte Toleranz-
entwicklung einstellt. Der Körper gewöhnt sich nicht an
die Droge, anders als bei anderen Arzneimitteln, wo bei
permanentem Gebrauch nach einem gewissen Zeitraum
die Dosis erhöht werden muß.

Allerdings gibt es doch ein paar Einschränkungen:
Wenn man beispielsweise unter Bluthochdruck oder unter
ständiger innerer Unruhe leidet sowie bei akuten Erkrankungen, die mit starkem Fieber einhergehen, sollte auf die
Einnahme von Ginseng verzichtet werden. Bestimmte
Symptome könnten durch hohe Dosen Ginseng nämlich
noch verstärkt werden.

Außerdem kann es manchmal zu Durchfällen kommen. Sonstige Nebenwirkungen sind bisher nicht bekannt.

Das Angebot auf dem Markt ist verwirrend und hält teilweise nicht, was es verspricht. Ginseng sollte nur in Apotheken und Reformhäusern gekauft werden. Der Verbraucher sollte darauf achten, daß er nur Produkte verwendet,
deren Wirkstoffgehalt standardisiert ist. Nur dann kann er
sich darauf verlassen, daß im erworbenen Produkt das
gesamte Wirkungsspektrum der Ginsenoside, Vitamine
und Mineralstoffe optimal ausgewogen enthalten ist. Die
seriösen Hersteller müssen dafür erhebliche Kosten auf-
wenden.

GEHALT AN GINSENOSIDEN	
Ginsengprodukte (Ginseng-Anbieter)	Summe der Ginsenoside in mg (bezogen auf 100 g/100 ml des vorliegenden Produkts)
ALSI GINSENG (ALSITAN)	4610 mg
GERIATRIC PHARMATON VITAL KAPSELN (PHARMATON)	120 mg
GINSANA G 115, FLÜSSIG (PHARMATON)	38,75 mg
GINSANA G 115, KAPSELN (PHARMATON)	370 mg
GINSENG »DIE AKTIV KUR« (NATURA)	383 mg
GRANO VITA GINSENG VER- STÄRKT (DE-VAU-GE)	930 mg
GINTEC GINSENG TEE (GINTEC)	1140 mg
KOREANISCHER GINSENGTEE INSTANT (HANIL)	810 mg
KUMSAN GINSENG, FLÜSSIG (MUCH)	63,03 mg
KUMSAN GINSENG, KAPSELN (MUCH)	1117 mg
REFORM-GINSENG ELIXIER PLUS (BÖRNER)	1,93 mg
REFORM-GINSENG EXTRA STARK, FLÜSSIG (BÖRNER)	15,82 mg
REFORM-GINSENG KAPSELN »EXTRA STARK« (BÖRNER)	1140 mg
REFORM-GINSENG KAPSELN N (BÖRNER)	190 mg
ROTER GINSENG EXTRAKT VON GINTEC (GINTEC)	6470 mg
ROTER GINSENG KAPSELN VON GINTEC (GINTEC)	6310 mg
ROTER IMPERIAL GINSENG VON GINTEC (GINTEC)	13940 mg
SANHELIOS GINSENG KAPSELN PLUS (BÖRNER)	170 mg
TAI GINSENG, DRAGEES (DR. PÖHLMANN)	340 mg
TAI GINSENG, FLÜSSIG (DR. PÖHLMANN)	57,48 mg

Quelle: addipharma GmbH. Analytisches Untersuchungslabor für Heilpflanzen und Arznei-mittelzubereitungen, Hamburg; aus: Dr. Ernst Prinzenberg, »Ginseng. Jung und vital ein Leben lang«, München 1997. Abdruck mit freundlicher Genehmigung des Verlags Gräfe und Unzer.

Die Qualitätskontrollen beginnen bereits bei der Überwachung des Anbaus, bei der Auswahl der zu verarbeitenden Wurzeln und bei einer unabhängigen Überprüfung der Wirkstoffanteile durch vereidigte Gutachter und spezialisierte Labors. Die notwendigen Analysen sind überaus aufwendig und zeitintensiv. Nur absolut reine und hochwertige Chargen finden den Weg ins Regal.

Um dem Verbraucher die Auswahl zu erleichtern, geben wir auf der vorangehenden Seite die Wirkstofftabelle eines unabhängigen Labors aus Hamburg wieder.

Aber es gibt noch ein paar weitere Orientierungshilfen, um die Auswahl zu erleichtern. Grundsätzlich hat man sich für die richtige Seite entschieden, wenn man Roten Ginseng bevorzugt. Da alle auf dem europäischen Markt angebotenen Produkte aus kultiviertem Anbau stammen – wildwachsender Ginseng ist kaum noch zu finden und wenn, dann nicht zu bezahlen –, sollte man versuchen, chinesischen Ginseng zu bekommen. Er bildet derzeit die Qualitätsspitze. Auf den vorderen Plätzen folgen der koreanische und der japanische Ginseng. Auch der wildwachsende amerikanische Ginseng ist für seinen hohen Wirkstoffgehalt bekannt, ist jedoch bei uns nicht zugelassen.

Weißer Ginseng wird natürlich auch bei uns angeboten, er ist infolge des kürzeren Herstellungsverfahrens deutlich billiger, hat aber eine andere Zusammensetzung von Ginsenosiden und einen wesentlich niedrigeren Wirkstoffgehalt.

DARREICHUNGSFORMEN

Ginseng wird in unterschiedlichen Darreichungsformen angeboten. Bei der Auswahl sollte weniger der Geschmack entscheiden als der angegebene Wirkstoffgehalt. Der Kunde kann zwischen folgenden Formen wählen:

GINSENGEXTRAKT

Um Extrakt herzustellen, werden die frisch geernteten und gereinigten Wurzeln in ein Alkoholgemisch gelegt. Der Alkohol entzieht der Wurzel alle Wirkstoffe, die es nun aufzufangen gilt.

Das geschieht, indem man der Flüssigkeit durch Verdampfung den Alkohol entzieht.

Was dabei herauskommt, ist eine teerige, schwarzbraune Masse mit sehr eigentümlichem Geruch und Geschmack. Der Extrakt, der alle Wirkstoffe der Wurzel konzentriert enthält, kann pur mit einem kleinen Löffelchen eingenommen werden oder, mit heißem Wasser übergossen, als Tee. Letztlich entscheidet hierbei die persönliche Vorliebe. Ein Tip von langjährigen Ginsenganhängern: Wem dieses Gebräu zu bitter ist, der sollte einen Löffel Honig unterrühren.

GRANULAT AUS GINSENGEXTRAKT

Beliebt ist die Form des Granulats, zu welchem der Extrakt weiterverarbeitet werden kann.

Dafür mischt man den wirkstoffreichen Extrakt mit Traubenzucker (Glukose) und Milchzucker (Laktose), trocknet die Masse und granuliert sie im Anschluß. Sie eignet sich besonders zur Herstellung von Instanttees.

Diese Darreichungsform kann für Empfindliche die Einnahme erleichtern, da dieser Tee eine gewisse Süße aufweist, die den von Natur aus sehr bitteren Geschmack der Ginsengwurzel etwas überdeckt.

PULVER

Das Pulver ist die wohl gewöhnungsbedürftigtste Form, Ginseng einzunehmen. Hartgesottene sind in der Lage, dieses bräunliche, staubige Gemisch ohne weitere Zusätze zu sich zu nehmen. Für Einsteiger ist das allerdings ein Geschmackserlebnis der ganz besonderen Art. Das Pulver ist nichts anderes als reine getrocknete und gemahlene Ginsengwurzel und hat demzufolge auch den typischen Bittergeschmack, an den sich mancher sicher nie gewöhnen kann. Um ihn etwas zu verdecken, empfiehlt es sich, das Pulver mit Honig zu verrühren, in Joghurt zu streuen (möglichst in Fruchtjoghurt) oder mit Säften zu vermischen. Allerdings läßt sich die Bitterkeit dadurch nicht vollständig übertünchen.

KAPSELN

Wer sich trotz aller Kaschierungsversuche nicht an den eigentümlichen Ginsenggeschmack gewöhnen kann, für den empfiehlt sich die Kapselform. Die Kapseln enthalten nichts anderes als Ginsengpulver und sind völlig geschmacksneutral. Allerdings bedarf es anfänglich einer Tagesdosis von vier bis sechs Kapseln morgens auf nüchternen Magen.

Honigwurzeln

Honigwurzeln sind bei uns sehr schwer zu bekommen und auch sehr teuer. Sie sind eine Spezialität der Ginsengverarbeitung und erfreuen sich in Asien und Amerika großer Beliebtheit.

Die frischgeernteten Ginsengwurzeln werden nach der Reinigung mit kleinen Löchern versehen und dann in reinen Bienenhonig eingelegt. Durch die »Perforierung« kann der Honig überall gut in die Wurzel eindringen. Die Wurzel bleibt so lange im Honigbad, bis sie sich vollständig vollgesogen hat.

Danach werden die Wurzeln kurz getrocknet, um den überschüssigen Honig zu entfernen. Im Anschluß kommen sie vakuumverpackt auf den Markt. Durch diese Form der Verarbeitung ist die Wurzel relativ weich und kann ohne größere Mühen stückweise verzehrt werden.

Variationen

Ginseng wird auch noch in anderen Darreichungsformen angeboten: unter anderem als Dragees, als Tabletten, als Trank, als Ginsengwein oder -schnaps oder als Elixier.

Von diesen Formen ist eher abzuraten, da sie häufig nur einen sehr geringen Anteil an Ginsenosiden aufweisen und daher relativ wirkungslos sind.

EIN WORT ZUM SCHLUSS

Bei der Lektüre dieses Buches könnte der Eindruck entstehen, es handle sich um eine Abrechnung mit der westlichen Schulmedizin. Dies wäre ein grobes Mißverständnis.

Unser Gesundheitssystem ist jedoch an einem Punkt angelangt, der weitreichende Entscheidungen fordert. Die täglichen Diskussionen zwischen Ärzten, Kassen, Pharmaherstellern, Politikern und Journalisten sind Beweis genug. Eine Fortsetzung wie bisher läßt sich nicht mehr finanzieren. Die finale Kostenexplosion kann nur verhindert werden, wenn sich künftig der Patient ebenso wie der »Noch-nicht-Kranke« als mündiger, also als eigenverantwortlicher Mensch versteht, der von den Ärzten auch als solcher akzeptiert wird – ein Prinzip, das in den Köpfen noch wenig verankert ist. Der Patient denkt sich, der Arzt wird es schon richten, und der Arzt fühlt sich angesichts eines selbstbewußten Patienten in seiner Kompetenz beschnitten.

Eigenverantwortlich bzw. selbstbewußt heißt in diesem Zusammenhang, mehr auf die eigene Gesundheit zu achten und zu versuchen, den Krankheitsstatus so lange als irgend möglich hinauszuschieben.

Die westliche Medizin hat Ungeheures geleistet, und das in historisch betrachtet kürzester Zeit. Allein das 20. Jahrhundert hat darin größere Erfolge aufzuweisen als die gesamte bisherige Menschheitsgeschichte. Unsere Lebenserwartung hat sich dank der modernen Medizin im Vergleich zu unseren Vorfahren verdoppelt und verdreifacht.

Wir kennen keine Seuchen mehr, die vor noch nicht allzu langer Zeit ganze Städte oder Landstriche entvölkert haben. Gut, wir sind mit anderen gesundheitlichen Bedrohungen konfrontiert, aber über kurz oder lang werden auch sie therapierbar sein. Wahrscheinlich werden künftige Generationen unsere Angst vor Krebs oder Aids nur noch müde belächeln. Dafür wird es andere Herausforderungen für die Forschung geben. So wird es nicht mehr lange dauern, bis wir in der Lage sind, Erbkrankheiten durch Gentherapie zu eliminieren. Mit der vollständigen Entschlüsselung des genetischen Codes rechnet man im Jahre 2005 – eine Tatsache, die ein ungeheures Hoffnungs- und zugleich Konfliktpotential nach sich ziehen wird. Bereits heute ist es kein Problem mehr, den Idealorganismus zu klonen, die genetische Veränderung unserer Lebensmittel erweist sich dagegen als Bagatelle. Doch auch diese veränderten Organismen – pflanzlich, tierisch oder menschlich – werden wieder anfällig sein, werden nicht vorhersehbare Reaktionen zeigen, werden mit neuen Risiken konfrontiert werden. Die Forschung wird daher immer eine Existenzberechtigung haben, es wird ihr nie an Zielen fehlen und sie wird nie aufhören, neuen Fragestellungen nachzugehen. Unsere Zivilisation hätte sich ohne Neugierde und Forscherdrang nie entwickeln können.

Doch im Wesen dieses Fortschritts liegen auch seine Grenzen. Fortschritt ist immer aufs Allgemeine gerichtet, läßt das Besondere, das Individuum außer acht. Das liegt in der Natur des Prinzips von Wiederholbarkeit und Überprüfbarkeit. Daher sollte man auf der Basis gesicherten Wissens den Versuch wagen, einen Blick über die Grenzen zu werfen und eine Neugierde für andere Konzepte von Heilung und Gesundheit zu entwickeln, die sich in ihren Kontexten ebenfalls über viele Jahrtausende bewährt haben. Man sollte das Nebeneinander der unterschiedlichen Systeme akzeptieren, um möglicherweise voneinander zu lernen.

Nicht nur wir, verwöhnt durch unsere High-Tech-Medizin, sind die Gebenden. Wir können manches von den asiatischen Traditionen lernen. China und der asiatische Raum haben bereits viel von uns übernommen. Denn erst seit dort westliche Therapiemethoden akzeptiert wurden und zum Einsatz kamen, war es möglich, die Lebenserwartung der Gesamtbevölkerung zu steigern und den allgemeinen Gesundheitszustand in allen sozialen Schichten zu verbessern. Denn lange kamen gewisse Heilpflanzen und Therapieformen nur der Oberschicht zugute. Viele Krankheiten waren selbst dort überhaupt nicht therapierbar, denn auch die ostasiatische Heilkunst hat ihre Grenzen.

Wo wir allerdings den größten Nachholbedarf haben – das ist die prinzipielle Einstellung. In den Vordergrund sollte auch bei uns die Erhaltung der Gesundheit rücken, nicht die Reparatur eines auf vielfältige Art bereits angegriffenen Organismus. Prävention und Prophylaxe müssen in der Zukunft handlungsbestimmend werden, nur dann sind die sich ausweitenden, aber vermeidbaren Zivilisationserkrankungen, wie sie nur die Industrienationen kennen, einzudämmen. Ansonsten wird unser Gesundheitssystem nicht mehr finanzierbar sein.

Vielleicht regt der Blick auf einen zunächst fremd erscheinenden Umgang mit Gesundheit und Krankheit dazu an, nachzudenken, anders zu denken, umzudenken. Denn darüber scheinen sich die Philosophen der unterschiedlichen Kulturkreise durchaus einig zu sein: Denken ist kein rein theoretischer, wirklichkeitsferner Prozeß, sondern Teil individuellen und kollektiven Handelns. Wir sollten uns auf diesen Prozeß einlassen.

AUSWAHL WEITERFÜHRENDER LITERATUR

Stephen Fulder
Das Buch vom Ginseng.
Anwendung, Wirkung,
Heilkraft. Goldmann Verlag,
München 1995.

Stephen Fulder
Tao der Medizin: Ginseng, östliche Arzneien und die
Pharmakologie harmonisierender Arzneimittel. Sphinx
Verlag, Basel 1985.

Manfred Rumrich
Ginseng neu gesehen –
Protokoll einer ungewöhnlichen Heilpflanze. Verlag
Waltraud Baumeister, Stuttgart
1990.

**I. I. Brekhman,
I. V. Dardymov**
Korean Ginseng Studies. 1976.

Dr. Günter Harnisch
Ginseng – Heilkraft aus der
Wunderwurzel des Ostens.
Turm Verlag, Bietigheim 1998.

Klaus P. Waldmann
Natürlich fit und vital mit
Ginseng. Urania Verlag, Berlin
1998.

Dr. Ernst Prinzenberg
Ginseng. Jung und vital ein
Leben lang. Gräfe und Unzer
Verlag, München 1998.

**Dr. Michael Grandjean,
Dr. Klaus Birker**
Das Handbuch der
Chinesischen Heilkunde. Eine
Einführung in die ganzheitliche Chinesische Medizin.
Grundlagen, Diagnosen und
Wege der Behandlung.
Joy Verlag, Sulzberg 1997.

Ted Kaptchuk
Das große Buch der chinesischen Medizin. O. W. Barth Verlag, 1990.

Mareile Flitsch
Der Ginsengkomplex in den Han-chinesischen Erzähltraditionen des Jiliner Changbai-Gebietes. Peter Lang Verlag, 1994.

Andrea S. Klahre
Wechseljahre – ein Stück von mir. Germa Press, Hamburg 1994.

Hartmut Göbel
Kopfschmerzen. Leiden, die man nicht hinnehmen muß. Springer Verlag, Berlin 1994.

Maria E. Lange Ernst
Gesund durch Spurenelemente. Goldmann Verlag, München 1988.

Maria E. Lange Ernst, Sebastian Ernst
Lexikon der Heilpflanzen. Hondos Verlag, 1997.

Maria E. Lange Ernst, Sebastian Ernst
Lexikon der Homöopathie. Naumann & Göbel, Köln 1996.

Felix Anschütz
Ärztliches Handeln. Grundlagen, Möglichkeiten, Grenzen, Widersprüche. Wissenschaftliche Buchgesellschaft, 1987.

Bettschart, Glaeske, Langbein, Saller, Skalnik
Bittere Medizin – Wirkung und Bewertung der alternativen Behandlungsmethoden, Diagnoseverfahren und Arzneimittel. Kiepenheuer und Witsch, Köln 1995.

Dr. med. Jürgen Brater
Lexikon für Patienten. Verlag Gesundheit, Esslingen 1998.

Wir danken der Firma Gintec International
für die großzügige Bereitstellung des Bildmaterials.

Fotomechanische Wiedergabe bzw. Vervielfältigung, Abdruck,
Verbreitung durch Funk, Film oder Fernsehen sowie Speicherung
auf Ton- oder Datenträger, auch auszugsweise,
nur mit Genehmigung des Verlags.
Gestaltung, Satz: Ekkehard Wolf
Herstellung: Josef Embacher
Umschlaggestaltung: Robert Hollinger
Umschlagfoto: Gesicht © Tony Stone, Ginsengwurzel © Mauritius
Druck: Wiener Verlag, Himberg
Printed in Austria

ISBN 3-216-30418-3